決定版

正しい水の飲み方・選び方

100歳まで元気に美しく生きる鍵

東京医科歯科大学
名誉教授・感染免疫学専攻
藤田紘一郎

海竜社

装丁　川上成夫

はじめに

人間の命の原点は「水」である

●世界70カ国、900種類の水を飲んだ体験の実証日本は世界でも最も長寿者のいる国といわれていますが、本当にそうでしょうか。

確かに息をしているだけ、ただ生きているだけの長寿者は日本には多いと思います。点滴を受けながら、介護されながら生きている長寿者は確かに日本には多いことは間違いありません。しかし、元気で健やかに長寿を楽しんでいる日本人はむしろ諸外国に比べて少ないのです。

その原因の一つは、「飲料水」にあります。「命の原点は水」であるのに、飲料水に無関心で、水を大切にすることを忘れ、脳梗塞や心筋梗塞、糖尿病や高血圧などの病気にかかり、ただ生きているだけの長寿者を増やしたのではないか、と私は考えています。

体によい水を飲み続けていると、脳梗塞や心筋梗塞をはじめ、ほとんどの生活習慣病を予防できるのです。本書では、まず具体的にどんな水が脳梗塞や糖尿病などの生活を予防できるのかを解説してみました。

私は50年近く、水の研究をしてきました。健康維持、美容、老化防止、そして寿命までもが、水によって自由自在にコントロールできることを知りました。水という物質の不思議さ、本当の水の底力などを知ると、自分の命の源を知り、健やかな身体を育てられることができると確信できるようになりました。

また、私は40年間以上にわたり世界の約70カ国を訪れ、世界各地の飲料水についても、調査・研究を続けてきました。

「いい水を求める世界の旅」と名づけていろいろな国を訪ね、実際に調査したり、今まで900種類ぐらいの水を飲んでみました。

その中で最も印象に残ったのが、ヒマラヤ山麓の高原地帯に暮らすフンザ族や、南米の奥深い高原地域に住むビルカバンバの人たちでした。そこには100歳を超える長寿の人たちがたくさん暮らしていました。驚くべきことに彼らは、自分の長生きの要因が、自分たちがふだん使っている飲料水であることを知っていました。本書では、「長寿の水」とはいったいどんな水なのか、なぜその水が長寿を招くのかについても、述べてみようと思います。

「人間の命の原点は『水』であることを忘れるな」

鎌倉時代初期の禅僧・道元禅師は彼の著作『正法眼蔵随聞記』の中で述べています。道元禅師は水と命との深い関わりについて探求して、このような言葉を残したのです。

道元禅師は13世紀の人ですが、さらにさかのぼってみると、古代ギリシャの哲学者ターレスも「万物の根源は水である」という言葉を残しています。

古来から、人びとは命の原点は「水」であることを知っていました。だからこそ、人々はときに水の力を恐れ、ときにあがめながら、水とともに生きてきたわけです。

ところが、最近の日本人は、以前ほど、水を大事にしなくなっているように思えてなりません。大切な水源を汚し、薬品で処理、浄水した水を飲まざるを得なくなり、それがいろいろな生活習慣病を増やしている要因の一つになっているものと思われます。

水は生命活動の基本です。それを忘れてはならないと思います。水がなければ、私たちの命が成り立たないことは、体の仕組みを見ても明らかです。そのことも本書で触れてみました。

私は、ごく身近な水を使って、いろいろな病気を予防し、病状を改善できることを知りました。ウォーターレシピ（水の処方箋）をつくって、いろいろな人に飲んでもらいました。水を飲むのですから副作用はありません。その結果、薬よりはるかに安く、水で病気を予防したり、改善させたりできたのです。

水はいろいろ姿を変え、その都度違った効能を発揮します。水の飲み方、選び方について多くの日本人は間違った考えをしています。本書を読んでくださった皆さんが、本当の水の飲み方、選び方を知ることによって、病気予防につながれば、こんなうれしいことはありません。

本書はこんな意図のもとにつくられました。膨大な内容をわかりやすくまとめてくださった駿企画の鈴木五郎さん、河部一樹さん、そして編集にご協力いただいた海竜社の宮園功夫部長に心から感謝する次第です。

藤田紘一郎

平成24年5月

〈決定版〉正しい水の飲み方・選び方
——100歳まで元気に美しく生きる鍵

目次

1章 水をうまく飲むと若返る

（1）人の寿命を決めるのは遺伝子ではなかった——23
「うちの家系は早死にだから……」という誤り 23
寿命は何によって決まるか 24
「リスク遺伝子」があっても長寿は達成できる 26
アメリカでも実証された「長寿後天説」 28

長寿をつくるのは自分自身だ　29
テロメアが寿命の長さと深く関係　31
長寿の天敵、活性酸素の害を撃退する水　33

(2) 世界各地の〝奇跡の水〟が長寿を実現！――35

湧き水によって病気を改善　35
日本にも各地にある「魔法の水」　37
老化とは体内の水分が減ること　38
水の力でアンチエイジングは可能　40

(3) 過重な水分摂取は脳中枢のマヒを招く――42

体内の水が3%失われただけで「あぶない」が……　42
1日に必要な水分摂取の確かな目安　44
新陳代謝を促す「ちびちび飲み」のすすめ　46

(4) 水は「量」よりも「質」——49

日本産と外国産のミネラルウォーターの違い 49
非加熱のミネラルウォーターはなぜ、いいか 50
硬水と軟水を使い分けるコツ 54
ミネラルを保つマグネシウムとケイ素の働き 56
いい水を飲む「種」が生き残る！ 59

(5) 便秘、冷え性、腰痛……この水に秘められたフシギ——61

便秘解消の決め手は硬水のミネラルウォーター 61
肩こり、腰痛には硬度の高い炭酸水を 64
記憶力を甦らせる水素水 67
水素水は真の「命の水」である 68

2章　病気予防に効果的な水の飲み方・選び方

（1）脳梗塞、心筋梗塞に効果的な水分摂取のコツ ―― 73

慢性的な水分不足は血液ドロドロを招く　73

カルシウム「1％の不思議」　75

就寝前の1杯は「宝水」　76

眠りに入る前の水、朝目覚めの水の飲み方　78

（2）がんを予防する水の飲み方がある ―― 81

がんの発生と深く関わっている恐い活性酸素　81

過剰に発生することで〝悪役〟に変身　83

注目の「スーパーライトウォーター」　84

1日コップ5杯のアルカリイオン水を　85

(3)糖尿病対策にはコップ1杯のアルカリイオン水——87

アルカリイオン水の驚くべき効果　87

私の血糖値500を下げた水の威力　89

(4)痛風、肝臓病にもアルカリイオン水——91

痛風を治した私の方法　91

こんな人、こんな飲み方はかえって体に害　93

(5)アレルギー疾患には軟水より硬水——95

アトピー、ぜん息にこそ水を　95

効果的な量はコップ半分を目安に　96

(6)更年期障害には海洋深層水で早めの対策! 98
障害を起こす〝主犯〟はムコ多糖 98
購入の際のチェックポイント 99
(7)アルカリイオン水は数々の病気に特効あり! 101
結石予防にもまず水を 101
各大学でアルカリイオン水の効果を実証 102
(8)風邪に効果的な軟水の飲み方 104
風邪に強い人、弱い人 104
下痢、嘔吐時はスポーツドリンクからミネラルウォーターへ 106

(9)慢性疲労を取り除く水の秘密 107
アルカリイオン水と炭酸水の併用がいい 107
サルフェート入り超硬水の信じられない効果 108

3章 ストレスを解消する水の力(パワー)

(1)心と体をよみがえらせる「生水」の秘密 113
ミネラルはすべての生物への最高の贈り物 113
心の病気もミネラル不足が原因? 115
塩素たっぷりの水道水は危険がいっぱい 116
大腸菌は健康にプラスの働きもする 118
浄水器がいいか、それともミネラルウォーター? 120

（2）食べ物が栄養になる水選び 123
灘の「男酒」は硬水、伏見の「女酒」は軟水 123
日本食をおいしくする軟水の賢い使い方 124
肉料理には硬水、野菜料理には軟水がいい 126
酸味のコーヒーは中硬水、苦味のものは硬水 128
（3）長寿遺伝子を活発にする「運動」と「水」の関係 130
運動はじんわり汗をかく程度で 130
「インターバル・ウオーキング」のすすめ 131
運動時の水分補給のポイント 132
運動後の水分補給で忘れてはいけないこと 134

(4)ストレスでイライラした心を和ませる水の力 136
1杯の水が気分を落ち着かせる 136
こんな水の活用法もある 137
「おいしいー」と感じる水が一番だ 139
おいしい水に変えるこんな方法 141
もっとおいしくする陶器の秘密 142

4章 ダイエット・美肌を保つ・冷えをとる

(1)むくみをとる水ダイエットは逆効果 147
「むくみ」と「肥満」を誤解している人たち 147
真の太る原因は何か 150

（2）水飲みダイエットに効果的な水 154
空腹感を抑える秘密は水にあった 154
カルシウムは“脂肪キラー” 156
リバウンドを防止するマグネシウムの力 159
ダイエット効果をさらに高める飲み方がある 161
水飲みダイエットを長続きさせるコツ 163
（3）美肌を保つ水の秘密 165
ヒアルロン酸は水を貯蔵する 165
水分不足は美肌効果にマイナス 166
毛穴の黒い汚れをとるカルシウム 168
シミ予防に抜群のアルカリイオン水 171
新陳代謝を高める水素水 173
プラチナウォーターはおすすめか？ 176

(4) ニキビ、爪、髪に最適な水 179
ニキビは体の酸性化が原因 179
髪と爪に欠かせないケイ素を摂ること 181
(5) 冷えをとる水、むくみをとる水 185
水で体が温まる訳 185
むくみは体内の水分不足、酸性食品の摂りすぎ 187
1日2リットルの水をこまめに飲む 190
セルライトを解消する決め手とは 191

5章 水分摂取の「最新情報」これだけは知っておくこと

1 ゲルマニウムウォーター
病気予防、その実態はまだ闇の中 197
2 スポーツと水
注目の酸素水、効き目の真偽は？ 199
3 お茶と水
それは「似て非なるもの」 202
4 ソフトドリンクと水
糖分過多が引き起こす害 203
5 お酒と水
カンパイの前にコップ1杯のすすめ 206
6 お風呂と水
入浴前、入浴中、入浴後の飲み方ポイント 209
7 アルカリ性の水
急にpHの高い水を飲むのは避けること 211

8 酸性の水
雑菌を防ぐ洗顔、手洗いに効果的 213
9 雪解け水
若返りに不思議パワー 214
10 オーダーメイドの水
その作り方の秘密 216
11 放射線不安と水選び
ミネラルウォーターは安全 219
12 浄水器、整水器
賢い選び方のポイント 222
13 浄水器で浄化された水
ミネラルは残るとは言うものの…… 225

編集協力・駿企画

1章

水をうまく飲むと若返る

「健康や寿命は遺伝の影響を大きく受ける」と思い込んでいる人が少なくありません。しかし、それは大いなる誤解であり、多くの研究結果でも健康や寿命を左右するのは、生活習慣であることが明らかになっています。なかでも最近、注目を集めているのが「良い水を選び、それを正しく飲む」健康法。体にとって必要不可欠な水をたっぷり飲むことで体は元気を取り戻します。

（1）人の寿命を決めるのは遺伝子ではなかった

「うちの家系は早死にだから……」という誤り

現在、日本人の平均寿命は男性が77・71歳、女性が84・62歳に達しています（平成12年厚生労働省の調査）。女性は世界一、男性も世界で二番目ですから、世界に冠たる「長寿国」として胸を張れます。たしかに、私の身の回りにも長寿の人が少なくありません。70歳を過ぎたくらいでは「お年寄り」と言うのがはばかれるくらいで、80歳を過ぎてもまだ元気で「かくしゃく」としている人はたくさんいます。

しかし、その一方で、働き盛りの年齢なのに突然、惜しまれながら亡くなってしまう人もいます。

世の中には〝運命論者〟がけっこう多くいるようで、こういうときに、「人の寿命はあらかじめ決められているんだよ。どう、あがいても我が家の家系（DNA

遺伝子）じゃ、平均寿命まで生きられないよ。親父は70歳だし、おふくろは75歳で死んだからね。親戚のおじさんも早世だったし……」

と「したり顔」で言う人もいます。

医学とか科学というフィールドに身を置く私としては、このような話を断じて鵜呑《うの》みにするわけにはいきません。遺伝子が人の寿命を決めている、というのはあまりにも納得いかない論理だからです。

しかし、『天寿』という言葉があるのも事実で、「天寿を全うする」という言い方もよく使われています。辞書によると「天から授かった寿命」とありますから、昔から寿命には〝運命説〟があったことは否定できません。

寿命は何によって決まるか

では実際のところ、寿命は何によって決まるのでしょうか。

人の寿命や長寿に関しては、さまざまな研究が積み重ねられていますが、斯界の権威とも称される京都大学の家森幸男名誉教授は、こう結論づけています。

「長寿をもたらしているのは遺伝因子や気候などの環境因子よりも、食生活という後天的要素によるところが大きい」

私もまったく同感なのですが、家森教授の数多い研究の中でも特に注目を集めているのが、沖縄県及び、沖縄からの移民に関する研究です。まず、沖縄県に関しては、

①日本人に不足がちなたんぱく質を、豚肉料理によって豊富に摂っており、しかも茹《ゆ》でる調理法によって、よぶんな脂肪の摂取を少なくしている。

②大豆料理のメニューが豊富で、植物性たんぱく質の摂取が多い。

③食物繊維が多く含まれる昆布を日本一食べている。

といった食生活を長寿の理由に挙げています。

また、沖縄県からハワイとブラジルにそれぞれ移住した人々の食生活を比較した調査も大いに注目を集めました。それによると、ハワイに移り住んだ人は沖縄での食生活を継続し、さらにハワイの新鮮な野菜や果物、海の幸を多く摂ることによって、ハワイでも元気に暮らす人が多かったのです。一方、ブラジルに移った人は肉食が増加し、それによって脳卒中や心筋梗塞などの病気が増え、寿命を縮める結果を招きました。

家森教授は次のように述べています。

「どんな遺伝的背景の人でも、3～10週間かけて食生活を変えれば、短期間で生活習慣病のリスクが少なくなり、長寿の可能性が出てくる」

これは長寿に関する、まさに〝至言〟と言えるのではないでしょうか。

「リスク遺伝子」があっても長寿は達成できる

家森教授の研究によって、寿命は遺伝などの「先天的な要素」よりも、食生活などの「後天的要素」が深く関わっていることが証明されたわけですが、その「後天的要素」の中でも非常に大きな位置を占めているのが水である、と私は確信しています。

人間の体は約60％が水分によって占められており、水分の摂取は長寿だけではなく、健康に深く関係しています。ごく簡単に言えば、日常生活において理想的な水を、理想的な形で飲み続ければ、体は本来の元気を取り戻し、健康かつ長生きが可能になるのです。

その水の選び方、飲み方については後ほどじっくり説明しますが、寿命が先天的な要素によっては決まらないことをもう少し述べさせていただきます。寿命は自分の力で延ばすことができる、水を最大限に利用した生活習慣によって長寿を自分の手にできることを再確認していただきたいからです。

たとえばその一つとして、最近の遺伝子に関する研究でも寿命が後天的要素によって大きく左右されることが明らかになっています。

遺伝子に関しては次々と新しい研究結果が明らかになっていて、たとえば２０１２年の３月には東京大学の医科学研究所のチームが、十二指腸潰瘍に罹った人は胃がんになるリスクが半減する、という研究結果を発表し、大きな話題になりました。十二指腸潰瘍になった人は、胃がんになりやすいという漠然としたイメージを持っていた人が多かったはずですが、その正反対の結果が遺伝子の研究によって明らかになったわけです。

このように遺伝子研究はさまざまな〝新事実〟を、しかも興味深いことを私たちに示してくれるのですが、寿命に関しても驚くような事実がわかっています。それは、がんや心臓病、糖尿病を起こしやすい遺伝子の数に長寿者とそうでない人で差が無いということです。

これは40代から50代の中年の人と、超高齢者の遺伝子を比べた結果ですが、なんと病気を発生させる「リスク遺伝子」の数は、中年でも、１００歳以上でも変わらないのです。

このことから１００歳以上の人たちは、ごく普通に「リスク遺伝子」を持ち続けながら長寿を達成したことがわかります。

それはつまり、先天的に長寿であるための「何か」を持っていたことではなく、後天的な理由によって長寿をもたらしたことを証明しています。生活習慣に気を配り、健康的な生活を続けていれば、さらに私の立場で申し上げれば、正しい水の取り方をすることによって、誰もが100歳以上生きられることがわかったのです。

アメリカでも実証された「長寿後天説」

わが国では99歳を「白寿」と呼ぶ習わしが古くからありました。百から一を引くと白の字になることから、こう命名されたと伝わっていますが、最近では百歳をズバリ「百寿」と称することが広まっています。ちなみにアメリカでは100歳の人を「センテナリアン」と称し、やはり長寿を達成した特別な人という見方をしているようです。

しかも、そのアメリカでも長寿は遺伝などの先天的なものではなく、後天的な理由によってもたらされるという見方が強くなっています。それを表す言葉に「センテナリアン・パラドックス」があります。

パラドックスには「逆説」という意味があります。訳すと「100歳の逆説」ということになるのですが、何が逆説かというと、アメリカでも百寿者達の遺伝子を調べたところ、長寿に有利な遺伝子を持っている人は少数だったというのです。むしろ、長寿には不利になる遺伝子を持っている人が多く、それなのに100歳まで生きていることが逆説的だったのです。

アメリカで長寿に関する研究を続けているニューヨークのマウントサイナイ医科大学学長のジョン・W・ロー医学博士は、こう論破しています。

「わずかな例外を除き、肉体的老化のうち遺伝子に起因するのは約3割に過ぎない。〈中略〉老後までの道筋があらかじめ決められているという神話はすでに崩れ去った」

元気で人生を楽しみながら長生きするか、それとも病気がちで人生を短く終えてしまうのか、それは遺伝ではなく、本人の生き方、生活習慣が決めることなのです。

長寿をつくるのは自分自身だ

病気の「リスク遺伝子」は人の健康や長寿に影響を与えるのではなく、むしろ食生活や水の飲み方が大切だということを述べてきました。しかし、「長寿遺伝子」というのが、「リスク遺伝子」とは別に存在し、その遺伝子を目覚めさせることが、長寿を保つ一つの要素であることをこれから解説したいと思います。

長寿遺伝子とは体内にある酵素の一つで、エネルギーを作り出すなどの重要な働きをしています。この酵素を発見したのはアメリカのマサチューセッツ工科大学のレオナルド・ガレンテ博士で、現在までに７種類の長寿遺伝子が確認されています。

その中で最も注目を集めているのが「Ｓ―ＲＴ６」という酵素です。老化が最も顕著に現れるのは、白髪や皮膚のたるみなどの外見ですが、これまでにこの酵素は皮膚のシワや、腰の曲がりなど、見た目の老化と関係の深いことがわかっています。

この酵素が活発に働けば若さを維持できるわけですが、皮肉なことに「Ｓ―ＲＴ６」の特徴の一つは、ふだん眠っていることです。なぜ、長寿遺伝子が眠っているのか、その謎の解明にはまだ時間がかかりそうですが、朗報は眠っている酵素を起こす方法が三つあることです。

その第一は１３０ページで紹介する運動法で、第二は食事の摂り方にあります。基本はカロリー制限で、脂肪やタンパク質を減らしながら、ビタミンやミネラルはしっかり補給することが求められます。ミネラル豊富なミネラルウォーターをうまく利用すれば、より効果的な食事法が可能となるわけです。

第三の方法は「レスベラトロール」という成分を摂取することです。レスベラトロールは赤ワインなどに含まれるポリフェノールの一種で、赤ワインをはじめブドウの皮やピーナッツの薄皮などに含まれています。

ポリフェノールは代表的な抗酸化物質であり、それが酵素を目覚めさせているわけですが、ミネラルウォーターも優秀な抗酸化物質であることは広く認められています。眠れる長寿遺伝子を起こす上でも、ミネラルウォーターの出番が増えることは間違いありません。

テロメアが寿命の長さと深く関係

人の寿命は遺伝などの先天的な理由によるのではなく、食生活を中心とした生活習慣という後天的要素が大きく関わっていることを述べてきましたが、それ以外にも寿命に関しては先端的な研究がさまざまな角度から行われています。

その一つとして最近、注目されつつあるのが「テロメア」です。といっても、まだ聞き慣れない人が多いとは思うのですが、テロメアとは細胞内にある染色体の末端部分を指します。染色体は生物の種類や性別、遺伝などを決める重要な働きをしているのですが、その〝端っこ〟にあるテロメアが、人の寿命の長さと深く関わっていることが明らかになっているのです。

それらの研究によると、私たちが生まれたときのテロメアの長さは、およそ1万塩基対ということがわかっています（塩基対もあまり耳にしない言葉で、説明するとかなり専門的になってしまいますから、ここではテロメアの長さを示す単位と思ってください）。要するに、私たちは生まれたときに「1万」と書かれた回数券を握りしめて、この世に誕生してくるのです。しかし、1万分のすべてを寿命に使えるわけではなく、だいたい5千塩基対で人生に「終了」のランプが灯ることになります。

現実的には、私たちは5千分の「寿命回数券」を持って生きているのですが、電車やバスの回数券を使うと枚数が減るように、「寿命回数券」のテロメアも時の経過とともに数を減らしていきます。その数にはもちろん個人差がありますが、一般的に年に50塩基対といわれています。

単純計算をすれば、5千分のテロメアを持っているのですから、年に50ずつ減っても誰もが等しく１００年は生きられることになります。しかし、残念ながらそれはあくまでも机上の計算に過ぎません。１００歳以上の人が非常に少ないことは、それを如実に物語っています。50ずつ減っていくテロメアの減少スピードをより速めているのが「活性酸素」やストレスなのです。

長寿の天敵、活性酸素の害を撃退する水

人は酸素がなければ生きていけませんが、体内に送られた酸素はエネルギーを作る過程で化学変化を起こします。このときにできるのが「活性酸素」です。

活性酸素は諸刃の剣の性質を持ち、がん細胞や体内に侵入した細菌を攻撃する良い面と、体を過剰に酸化させ、錆《さ》び付かせる悪い面があります。そして、最近の研究では活性酸素のマイナス面がより多く指摘されるようになっています。

活性酸素が引き起こす最大の害は、がん、心筋梗塞、脳卒中などの引き金になっていることです。もちろん、これらの病気は代表的な生活習慣病であり、間違った食生活などが病気の原因になっているのですが、過剰な活性酸素がこれらの病気を招く〝主犯〟である

ことは間違いありません。

さらに、アルツハイマー病や花粉症、アトピー性皮膚炎などのアレルギー症状も、活性酸素が一つの原因になっているのですから、活性酸素こそが多くの病気を引き起こし、寿命を縮めている「張本人」といっても過言ではありません。まさに長寿にとって天敵は活性酸素なのです。これを撃退するには過剰な酸素を減らす抗酸化物質が必要になります。

代表的な抗酸化物質として注目を集めているのが植物のフィトケミカルです。フィトケミカルには、食物の葉や花などに含まれるポリフェノールや、緑黄色野菜や海藻などに含まれるカロテノイド、キノコ類などに含まれるβ-グルカンなどがあります。ポリフェノールは赤ワインに多く含まれていることから、一時ワインブームが起き、カロテノイドの多い人参ジュースもブームになりました。

しかし、赤ワインや人参ジュースを意識的に摂らなくても、地層を長年通過したミネラルウォーターを飲むだけで活性酸素は十分に減らすことができるのです。それが病気知らずの健康、長寿をもたらすのですから、水とくにミネラルウォーターの効果ははかりしれません。

水の持つパワーは非常に大きく、ただ飲むだけで長寿を実現させることができます。

（2）世界各地の〝奇跡の水〟が長寿を実現！

湧き水によって病気を改善

以前、私はみのもんたさん司会のテレビ番組に出演したことがあります。「世界60カ国、９００種類の水を飲んだ日本人がいた」という企画で、みのさんは、「先生、そんなにたくさんの種類の水を飲んだ日本人はいませんよ」と、驚いていましたが、それから数年が経過し、訪れた国は70カ国を超えています。すでに記憶もあやしくなっていますが、飲んだ水の種類はさらに増え続けています。

世界中の水を飲み歩いて気がついたことは間違いなく「長寿の水」「病気知らずの水」が存在するということです。

たとえば、南フランスのピレネー山脈の麓に、ルルドという小さな村がありますが、ここには「奇跡の水」といわれる湧き水があります。もともと、キリスト教の聖地になっていることから訪れる人は多いのですが、それにしても年間３００万人という数はただごとではありません。

その理由は、間違いなく「霊験あらたかな」湧き水にあります。**ルルドの水**は高峰の連なるピレネー山脈に広がる石灰層を通過しているために、カルシウムやマグネシウムが非常に多く含まれています。

硬水と軟水の違いについては後で詳しく述べますが、ルルドのような代表的な硬水には、心筋梗塞や脳梗塞を予防する効果があり、それを求めて年間数百万人もの人たちが訪れているのです。それは単なる〝迷信〟ではなく、医学的に見て、湧き水によって病気の改善が確認された人が60人以上いることが報告されています。

このような水は世界各地にあり、南米エクアドルの乾燥した高原地帯でも〝奇跡の水〟と出会うことができました。そこは**ビルカバンバ**という地域で、１００歳を超す人たちがたくさんいたのです。それは単なる見た目の印象ではなく、世界保健機関（ＷＨＯ）も長寿村として認めており、長寿の理由は飲み水にありました。

標高２千メートル以上の山々から大量に流れてくる谷川の水が地面にしみ込み、乾燥している地域でありながら、あちこちで水が湧き出ているのです。それはカルシウムを豊富に含んだ弱アルカリの理想的な長寿の水で、ビルカバンバの人々もその水を飲めば長生きできることを知っていました。まさに、水によって長寿を実現させている実例を、私は目の当たりにしたのです。

日本にも各地にある「魔法の水」

私はこれらの水に「魔法の水」と名前をつけたのですが、ありがたいことに「魔法の水」は日本にもいくつかあります。

以前、大分大学の川野田實夫教授らに教えてもらった大分県竹田市の**長湯《ながゆ》温泉の水**も「魔法の水」でした。温泉水を精製し白濁を除去することで総硬度９００という超硬水が誕生したのです。この水を飲んでみたところ、あっという間に疲労が回復し、体がすぐに元気になったことを覚えています。

ルルドの泉の水と非常によく似ているのが、三重県の**奥伊勢香肌峡《かはだきょう》の水**です。大台山系**台高《だいこう》山脈の地中深い鍾乳洞から湧き出た水**は、カルシウムとアルカリ度が高く、動脈硬化などの予防に最適といわれています。事実、岐阜県保健環境研究所の研究によると、マウスの血糖値がこの水によって低下したことが確認されています。

その他、岩手県釜石市の**釜石鉱山の岩盤の裂け目から湧き出た水**や、**四国カルストの石灰岩層を通過した水**、**島根県金城《かなぎ》町の地下３００メートルから汲み上げた水**など、日本にはいくつかの「魔法の水」「若返りの水」があります。そして、それらを長く飲用している人には、じつに元気で長生きをしている人が多いのです。

老化とは体内の水分が減ること

「魔法の水」は、いわば特別な水ですから一部を除くと簡単に入手できるわけではありません。しかし、市販の天然のミネラルウォーターでも十分にその役割を代行できるわけですから、自分の体質に合った水を飲むことが大切です。

人間の体は、成人の男性で約60％、女性で約55％が水分で占められています。3、4日くらい、あるいは極限状態であれば人間は1週間前後は食べなくても生きられますが、3日くらい水分を摂らなければ脱水症状で確実に死を迎えます。

水は人間にとってまさに命を保つ重要なものであり、健康を維持する上でも絶対に欠かすことができません。

これほど重要な水ですが、加齢とともに体内の水分量は減少していきます。反対に、最も〝みずみずしい〟のは新生児で、何と約80％にも達し、乳児でも70％ほどが体内にたくわえられます。これが年齢とともに減り続け、計算上では体重の約10％の水分が失われることになるのです。まさに、〝みずみずしい〟とは若さの証明であり、老化とは体内の水分が減ることなのです。

実際のところ、体内の水分量が減少しても気づくことはありません。せいぜい、のどの渇きを感じる程度で、「体の中の水分が減っている」と感じられる人はいないはずです。それは当然のことで、体内水分の約55％は細胞内にあります。この細胞内の水分は、減少してしまうとナトリウムなどの濃度が上昇してしまうので、一定に保たれるようなメカニズムが働いています。

したがって、体内の水分が減少するのは、その他の部分の水で、これは細胞間物質に含まれる水です。その細胞と細胞の間の水分が減ると肌のハリやつやが失われ、シミなど肌荒れの原因にもなります。

生まれたての赤ちゃんの肌がすべすべなのに対し、お年寄りの肌がかさかさなのは、体内水分量の違いによるものなのです。

水の力でアンチエイジングは可能

体内の水分量はこのように肌の美容に大きく左右するわけですが、美容以上に問題となるのが健康面です。水には発汗作用や新陳代謝の促進など、健康維持に欠かせない働きがあります。

これを自動車にたとえるとよくわかります。最近は、電気自動車の普及が進んでいるようですが、普通のエンジンを積んでいる車は、ガソリンや軽油などをエネルギーとして利用しています。

しかし、水冷エンジンはラジエーターに注入された水によって冷却されなければ、エンジンはオーバーヒートを起こし、焼き付いてしまいます。つまり、水がなければまったく使い物になりません。

人間の体も同じで、いくら食物というエネルギーを摂取しても、体温を調節したり、血液の循環を促進したりする水の量が少なければ、体はパンクしてしまいます。その結果、重い病気を起こし、寿命を縮めてしまうのです。

現在の医学界では、アンチエイジングと免疫が大きなキーワードになっています。アンチエイジングは「抗加齢医療」とも呼ばれ、若さを維持するための予防医療の研究が盛んに行われています。

一方、免疫学の研究も目覚ましいスピードで進んでいて、がんの治療にも免疫療法が広く行われるようになっています。病気予防の面でも免疫の注目度は高く、免疫力を上げることによって、風邪がひきにくくなるばかりか、がんなどの病気になりにくい丈夫な体ができやすくなるのです。

つまり、アンチエイジングも免疫医療も目的は同じで、それは病気と老化の予防にあります。そして、その重要な鍵を握っているのは、どちらも水なのです。

（3）過重な水分摂取は脳中枢のマヒを招く

体内の水が3％失われただけで「あぶない」が……

寿命を延ばす「決め手」は生活習慣にあり、体を若返らせる〝妙薬〟は水であることがおわかりいただけたと思いますが、ただがぶがぶと水を飲めばいいわけではありません。もちろん、飲まないよりは飲んだほうがいいに決まっていますが、寿命を延ばすためにはいい水の飲み方と、いい選び方、そして適度な摂取量があります。

水を飲むことの大切さは子どもでも知っています。特にここ数年は、地球温暖化の影響もあって、わが国でも夏は猛暑が続き、水分摂取の重要さはかなり浸透していると思われます。「脱水症状になると命をも落としかねないので、とにかく水分を摂りましょう」という注意が夏の間、メディアなどでもさかんに行われます。

普通、のどが渇けば人は水を飲みます。それは人間に限らず、多くの動物はのどが渇くと水を飲むのですが、人間は体内の水分がわずか2％減少しただけで、のどの渇きを感じます。あえて「たった」と言いますが、たった2％減っただけで体が渇きを訴えるということは、それだけ体は〝水飢饉〟に敏感に反応するという証明でもあります。

この状態が「のどが渇いた」という感覚ですから、極端な例ですが砂漠にいない限り、私たちはこの時点で水を飲みます。もう渇ききっているわけですから「うわーっ、うまい」という感覚です。

しかし、ここにおいてもまだ水を飲まず、体内の水分量を3％も減らすと、のどの渇きの感覚がなくなってしまいます。じつに恐ろしいことに、適正な水分量を保持できなくなった体は、生命維持という重要な機能さえも失ってしまいます。

その先に待ち受けているのは、脱水症状、そして死です。脱水症状といっても体内の20％、30％もの水分が失われるわけではありません。3％で渇きに麻痺してしまった体は、わずか6％の減少によって水分調整の働きを失い、脱水症状になってしまうのです。「たった」6％という数に驚く人が多いのではないでしょうか。1割にも満たない水の減少によって命の危機に瀕し、そのまま脱水状態が進み10％の水分を失うと、完全に危機的状況を迎えます。そして20％を超すと、私たちは生きていけないのです。

この一連の数字の動きを見るだけでも、いかに体にとって水が重要なのかがおわかりいただけるはずです。

1日に必要な水分摂取の確かな目安

私たちの体は、1日に約2・5リットルもの水を放出しています。尿や便によって排出される水が約1・5リットル、汗として出るのは0・5リットル。その他に汗として蒸発する量や、吐く息で失う水分量が0・5リットルほどになります。季節や運動の有無などによって多少、量は変動し、少しの運動程度でもすぐに1リットルほどの水分が失われます。

この「マイナス分」の水は、その日のうちに補充しなければなりません。「明日でいいか」などと暢気《のんき》に構えていたら、体内の水分減少量はすぐに2%を超え、3%に達してしまいます。つまり、毎日毎日2・5リットルの水を飲まなければならないのですが、多くの人は「そんなにたくさん飲んでいるか?」と思うはずです。

たしかに、水をそのまま飲む量としては、2・5リットルは多いと感じる人もいるかと

体内をめぐる水

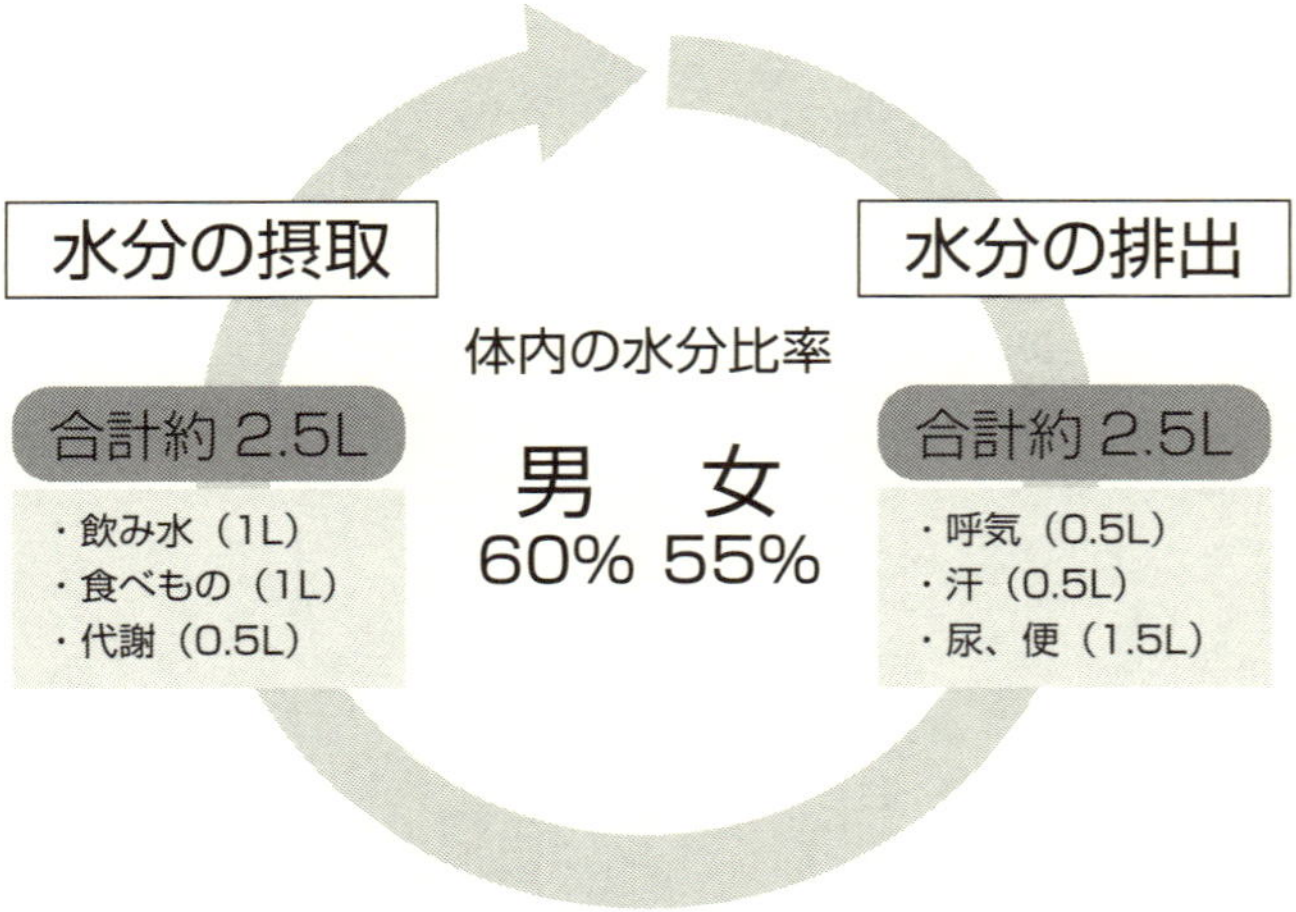

体内での水の役割

覚醒 冷たい水で目覚めスッキリ	**血液の循環促進** 血液サラサラで冷えやむくみを予防
発汗 汗となって体温の上昇を防止	**新陳代謝促進** 古い細胞をフレッシュな細胞に
利尿・排便 老廃物の排出・便通促進にも	**鎮静** 脳に集中した血液を全身に流す
解毒・希釈 有害な物質を体外に押し流す	**入眠** 緊張感をほぐして心地よい眠り

思いますが、これには食事などで摂る水分量も含まれています。それが1リットルほどで、さらに体内では、たんぱく質や炭水化物、脂肪を燃焼させることによって0・5リットルほどの水分が作られ、それが摂取されています。

単純計算では、排出分の2・5リットルマイナス1・5リットルですから、1日に1リットルの水分を補給すれば〝プラマイ〟ゼロになります。しかし、健康で長寿を望むのであれば、これでは明らかに少なすぎます。せめてあと1リットル増やし、1日に2リットルの水分補給が長寿達成を成し遂げる水分摂取の目安となります。さらに、運動をした日や暑い日などは2・5リットルは飲むようにしたいものです。

新陳代謝を促す「ちびちび飲み」のすすめ

のどが渇いたときに水をぐいぐい飲むのは一つの快感といえます。

それで思い出すのが作家の椎名誠さんです。あるとき椎名さんが、私の研究室を訪ねてきたのですが、それは水に関する拙著を読んでいただいたからでした。ある雑誌で『水惑星の旅』というエッセイを連載していた椎名さんは、このとき水にとても興味を持っていたのです。世界各地を歩いている同士で水談義に話も弾み、とても楽しいひとときでした。

自他ともに「酒好き」を認めている椎名さんですが、あるエッセイに書かれていたことを思い出します。それは水を飲むことの話です。

「どんな水が旨いといって、酒を飲んだ翌日の朝に飲む水ほど旨いものはない、もしかしたらその水を飲むために酒を飲んでいるのかもしれない」というようなくだりを読み、思わず笑ってしまいました。たしかに、こういうときのちょっと冷たい水ほどおいしい水はありません。まさに「快感！」と言いたくなるほど、旨い水があるものです。

ここ数年、水のブームがきているようで東京の恵比寿あたりには、世界各地のミネラルウォーターを飲ませる「ウォーターバー」もあるようです。また、有名なトップモデルがたくさん水を飲んでいることが話題になったこともありました。

水は体にいい、キレイになれる、というイメージが特に若い女性たちに浸透していったようですが、これがいきすぎて水を飲み過ぎてしまう危険も現れています。

実際に、1日に5リットルの水を飲んでいる女性がいましたが、これは自殺行為と言っても過言ではありません。過重な水の摂取は、脳の中枢のマヒを招き、いくら飲んでも満足しない状態を招いてしまいます。摂りすぎた水は細胞内にたまり、ぱんぱんに腫《は》れてしまいます。これは「水中毒」という非常におそろしい状態です。

この状態が続くと、少し体を動かした程度でも頭痛や嘔吐し、さらに悪化すると、こん睡、呼吸困難を起こし、最悪の場合は死を招きます。

その悲劇は実際に起こっていて、２００７年にアメリカのカリフォルニア州で28歳の女性が死亡しています。何とも無謀な話なのですが、その女性は地元ラジオ局による「トイレに行かずにどれだけ水を飲めるか」というコンテストに出場し、約６・５リットルの水を飲んだ後、死亡しました。死因は「水中毒」だったそうです。

これは極端な例ですが、一度に大量の水を飲む恐さを侮ってはいけません。ふだんから**ガブ飲みせずに、ちびちびと、ゆっくりこまめに飲むこと**が大切です。そうすると体は水不足にならず、新陳代謝が活発になります。

30分おきにコップ1杯飲むのが理想ですが、忙しいときには水を飲む時間も取れません。そこで**1日に10回、コップ1杯飲むこと**を目標にしてください。夏場や運動したときは2杯くらい。これで約１・５から2リットルになります。これを習慣づければ、つねに体は適正な水分量が保たれるようになります。

（4）水は「量」よりも「質」

日本産と外国産のミネラルウォーターの違い

長寿を目指す上で飲む水の量は大切なことですが、同時に水の質も重要になってきます。「質よりは量」ではなく、長寿を考えたとき水は「量も質も」なのです。

水選びをするとき、「とにかく、ミネラルウォーターを飲めばいいんでしょう」と簡単に結論を出す人がいますが、これは大いなる誤解と言わざるを得ません。まずひと口にミネラルウォーターと言いますが、その中身は結構、複雑なのです。まずはミネラルウォーターの〝真の姿〟を知り、その上で自分の体調や症状、健康上の目的に合致した水を選ぶことが大切になってきます。

そこでまずミネラルウォーターについてですが、日本産と外国産（主に欧州産）とは、かなり内容が異なっています。ひと口にミネラルウォーターといっても、その中身の違いはややオーバーにいうと天と地ほど差があります。スーパーなどで同じようなペットボトルに入れられ、値段もあまり変わらないのですが、中身は〝別物〟と思っても間違いありません。

最大のポイントは、**エビアン、ヴィッテルといった欧州産は本当の意味での天然水**ということです。こんな言い方をすると、

「国産のミネラルウォーターは天然水ではないの？」

という疑問の声が出てくるかもしれませんが、それは半分正解で半分不正解といえます。少しややっこしい話になりますが、国産のミネラルウォーターはほとんどが加熱処理されています。一方、欧州産のミネラルウォーターはほとんどが加熱処理がされていません。欧州で正式にミネラルウォーターといわれる水は、多くが特定水源から取水した地下水で、殺菌などの人工処理は禁止されているのです。

非加熱のミネラルウォーターはなぜ、いいか

日本のミネラルウォーターに加熱処理がされている理由の一つに、農林水産省による

「ミネラルウォーター類（容器入り飲料水）の品質表示ガイドライン」があり、それはミネラルウォーターを以下の四つに分類しています。

①ナチュラルウォーター

特定の水源から採取された地下水を原水とし、沈殿・ろ過・加熱殺菌以外の物理的・化学的処理を行っていないもの。

②ナチュラルミネラルウォーター

①のうち、ミネラルをもともと含む地下水を原水としたもの。

③ミネラルウォーター

②のうち、品質を安定させるためにミネラルの調整やばっ気（＊註）、複数の②の混合、紫外線やオゾンによる殺菌・除菌などの処理を行っているもの。

＊註（水中に酸素を入れ、有機汚濁物質を分解し、消去する微生物の働きを促すこと）

④ボトルドウォーター

①～③以外の飲料水。純水、蒸留水、河川の表流水、水道水などがこれにあたる。処理方法の制限はなく、大幅な改変を加えることも可能。

一読しただけでは少々分かりずらいと思いますが、要するに日本では自然のままのミネラルが溶け込んだ地下水を汲み上げ、沈殿・ろ過、あるいはときに加熱殺菌した水が「ナチュラルミネラルウォーター」とされ、一般的に消費者レベルでもこの水をミネラルウォーターと称しているのです。

しかし、欧州は日本と大きく異なります。最大の相違点は殺菌処理をしていないことで、何らかの殺菌をしている水を欧州ではミネラルウォーターとはいいません。殺菌処理をした水は体にプラスにはならない、というのが欧州流の水に対するスタンスであり、この点が日本とは大きく違っているのです。

水に限らず、日本では過度とも思える安全思想が〝跋扈《ばっこ》〟しており、それがミネラルウォーターにも少なからず悪影響を及ぼしている、と言えるのではないでしょうか。

殺菌していない水にはばい菌が多く、病気になるのではないか、と心配する人が日本には多いのです。しかし、長い年月を費やし、幾重もの地層をろ過してきた自然水に病原菌が含まれることは、ほとんどあり得ません。そう判断しているからこそ、欧州の人たちは殺菌しない水をミネラルウォーターとして使っているのです。

ミネラルウォーターのラベルの読み方

①　品名：ナチュラルミネラルウォーター
②　原材料名：水（＊鉱水）
内容量：▲▲▲▲ml
③　原産国：日本
④　採水地：▲▲▲
⑤　殺菌（処理）方法：
⑥　賞味期限：▲▲部に記載

⑦
栄養成分表示（100mlあたり）
エネルギー ▲kcal
たんぱく質 ▲g
脂質 ▲g
炭水化物 ▲.▲mg
ナトリウム ▲.▲mg
カルシウム ▲.▲mg
マグネシウム ▲.▲mg
カリウム ▲.▲mg

⑧　硬度 ▲▲▲.▲mg/L
⑨　pH値 ▲.▲

①品名（名称）：「ナチュラルウォーター」「ナチュラルミネラルウォーター」「ミネラルウォーター」「ボトルドウォーター」のうち、該当するものを表示（本文51ページ参照）。
②原材料名：原水がどんな場所から採水されたのかを表示。
③原産国名：製造国名。海外製の場合に記載されるケースが大半。
④採水地：原材料の水を採水した地名。
⑤殺菌（処理）方法：「加熱殺菌」「オゾン殺菌」「紫外線殺菌」など。
⑥賞味期限：未開封の状態で保存可能な日付。
⑦栄養成分表示：水に含まれる栄養成分名と分量。主に100ml中か1000ml中かで記載される。
⑧硬度：カルシウム・マグネシウムの含有量から算出された数値。
⑨ pH 値：0～14まであり、7.0が中性、8以上がアルカリ性、6以下は酸性の水。

※表記の順番や内容は商品によって違います

＊鉱水　ポンプ等により取水した地下水のうち溶存鉱物質等により特徴づけられる地下水

いずれにしても、飲み水はナチュラルウォーターを選ぶことが肝心で、中でも加熱処理していない「生水」を最もおすすめします。体調別の水の選び方は後で詳しく述べますが、自分だけのミネラルウォーターを見つけ、それを飲み続けることが大切です。

硬水と軟水を使い分けるコツ

数あるミネラルウォーターの中で、私が愛飲しているのは加熱処理していない島根県金城町の地下300メートルから汲み上げた自然のアルカリイオン水（**「島根宝の天然水」**）です。地底約300メートルに水源があり、石灰岩や磁鉄鉱、花崗岩などからなる岩盤によってろ過された水には、カルシウム、マグネシウムなどのミネラルが豊富に含まれています。わが国では殺菌処理をしていない水は少ないのですが、「島根宝の天然水」はその数少ない一つです。

「島根宝の天然水」に含まれるカルシウムの量は約18ミリグラム、マグネシウムは約0・04ミリグラムです。ミネラルウォーターは、軟水と硬水という分け方もできますが、日本では**硬度が100ミリグラム／リットル以下の水を軟水、それ以上を硬水**に分けています。硬度は（カルシウム量×2・5）プラス（マグネシウム量×4・1）となり、「島根宝の天然水」は硬度40ミリグラム／リットルで軟水に含まれます。

このマグネシウム量、カルシウム量は商品のラベルの栄養成分（100ミリリットルあたり）を見れば、一目でわかります。

カルシウムやマグネシウムを多く含む地層を、長い期間にわたって浸透した水は硬度が高くなります。欧州のミネラルウォーターに硬度の高い水が多いのは、石灰岩層のなだらかな土地をゆっくりと時間をかけて流れ、浸透したためです。反対に起伏に富み、雨の多い日本は水の流れが激しいために、水がミネラルを吸収する時間が短く、そのせいで軟水が多いのです。

硬水と軟水では特に優劣はありません。水としての性質が異なるので、それを上手く利用することが重要になってきます。たとえば、**動脈硬化を予防し、心筋梗塞や脳梗塞から身を守るためには、軟水よりも硬水**のほうがおすすめです。硬水に多く含まれるカルシウムとマグ

硬度の計算方法

硬度＝（カルシウム量 mg/L × 2.5）＋（マグネシウム量 mg/L × 4.1）

※ボトルのラベルに示された硬度は、上の計算式で算出される

ネシウムが血管を強くさせ、血液もサラサラにするからです。

一方で、硬水が不向きな人もいます。代表的なのは**腎臓に障害のある人**で、このタイプが硬水を飲み続けるとカルシウムをろ過できず、尿路結石などを引き起こす場合があります。また、**胃腸が比較的弱く、下痢を起こしやすい人**も硬水はマイナスに働きます。**このようなタイプは軟水を選ぶこと**がおすすめです。

ミネラルを保つマグネシウムとケイ素の働き

ところで、ひと口にミネラルといいますが、その中身はわかっているようで、わかっていないことが多いのではないでしょうか。カルシウムについては、次章の脳梗塞、心筋梗塞は水で防げる、のところで詳しく述べますが、日本人が最も不足がちなのがカルシウムです。真偽のほどは不明ですが、日本人に脳梗塞や心筋梗塞が多いのは、日本の水にカルシウムがほとんど含まれていないからだ、という説もあります。

カルシウムの働きを体内でしっかりサポートしているのがマグネシウムです。マグネシウムは、血管内のカルシウムの蓄積を防ぎ、血清などの細胞外液にカルシウムを運ぶ一方

地層のミネラルの吸収の違い

地形による違い

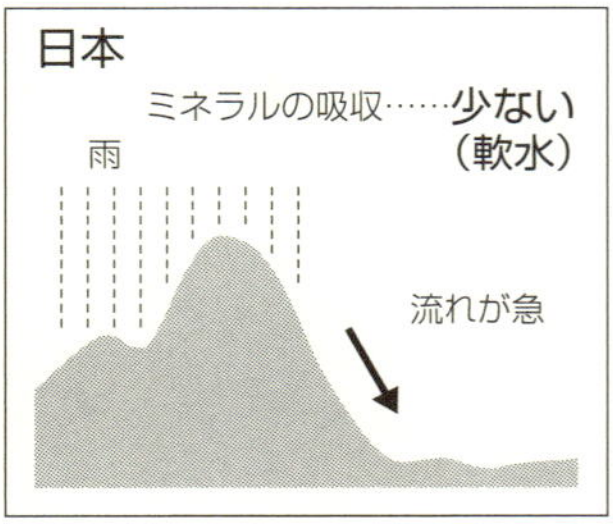

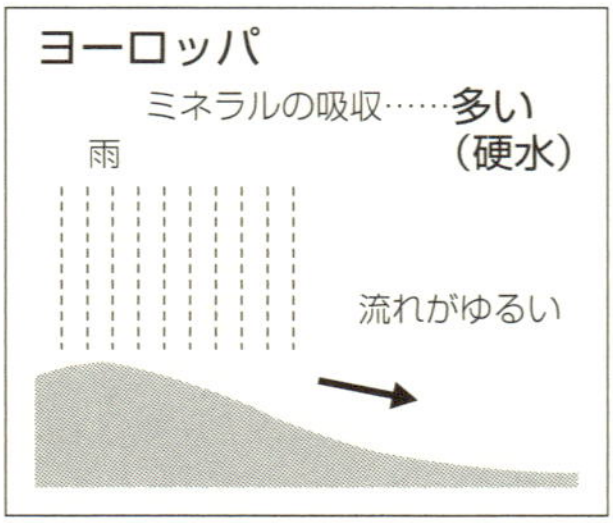

地層による違い

堆積岩地域→カルシウム、マグネシウムともに高濃度

石灰岩地域→カルシウムが高濃度

玄武岩地域→カルシウムに対するマグネシウムの比率が高い

花崗岩地域→カルシウムに対するマグネシウムの比率が低い

軟水と硬水の基準値と特徴

分類※（世界保健機関）	軟水		硬水	
	軟水	中硬水（中程度の軟水）	硬水	超硬水
硬度（mg/L）	60 未満	60 ～ 120	120 ～ 180	180 以上

※日本での総称〔軟水0～100、中硬水101～300、硬水301～（mg/L）〕

	軟水	硬水
味	まろやかで飲みやすい	マグネシウムの量が多いほど、苦みなどの独特の風味が増す
適用	・就寝前や体調不良の際の水分補給に ・お茶や紅茶、日本食の調理 ・赤ちゃんの粉ミルクに	・体質改善や健康増進に ・特にカルシウム、マグネシウムの多いものは脳梗塞・心筋梗塞の予防も期待できる
注意	ミネラル含有量が少ないため、体質改善などの効果はあまり期待できない	マグネシウムを摂りすぎると下痢などの胃腸障害を起こしやすい。飲み慣れていない人は、硬度を徐々に上げていくこと

で、カルシウムが骨や歯などから溶け出すことを防ぐ重要な働きをしています。

つまり、いくらカルシウムを摂取しても、マグネシウムが不足していたら体内のミネラルバランスは大きく崩れてしまいます。マグネシウムの摂取量は、カルシウムの半分が目安で、厚生労働省が出している栄養所要量によると、カルシウムの摂取量は成人で1日に600ミリグラム、マグネシウムは300ミリグラムです。

さらにミネラルには、ナトリウム、カリウム、セレン、亜鉛などがあり、それぞれ体には欠かせない働きをしています。さらにここ数年、長寿の観点から注目されているミネラルにケイ素があります。

ケイ素が不足すると骨や血管が弱くなり、関節の動きも悪化してきます。動脈硬化に悩む人はケイ素が不足しているというデータもあり、老化を防止するには必要不可欠なミネラルといえます。ところが、ケイ素は体内でつくることができず、食物などによって補わなければなりません。ケイ素を多く含む代表的な食物には玄米や粟がありますが、最近は口にすることが減っており、これが日本人のケイ素不足を招いていると考えられています。

ケイ素が豊富なミネラルウォーターは少ないのですが、**北海道・利尻町の天然ケイ素水、リシリアや四国カルストの天然水**が有名です。

いい水を飲む「種」が生き残る！

これらの、「特別なミネラルウォーター」はインターネットなどでたやすく入手することができます。それ以外のミネラルウォーターは以前よりもずっと手に入りやすくなっています。ある大手スーパーでは全店舗で100種以上のミネラルウォーターを扱っているそうですから、ミネラルウォーターの販売が少なかった昔を知っている私としては、まさに隔世の感といったところです。

ミネラルウォーターを飲み続けていると、水の本当のおいしさが、じわじわとわかってきます。それは、のどが渇いたときやスポーツの後にぐいぐい飲むおいしさとはまた別の旨さで、噛むように飲むことで滋味のようなものも伝わってきます。

人類は誕生してからずっと水を飲み続けているわけですが、自然の恵み、地球の恵みを得て誕生したミネラルウォーターに、悠久の時の流れを感じるときがあります。きっと、いい水を飲む種が生き残り、生き物の間ではいい水を求めてさまざまな闘いもあったのではないでしょうか。水を中心に、地球や地球上の生物が時を経過してきたとも言えます。

一部の猿やヒヒなどには、土中に含まれるミネラルを求め、土を食べる習慣があるようですが、ミネラルをたっぷり含んだミネラルウォーターは、すべての生き物の宝でもあったのでしょう。そんなことに思いを寄せながら透明なペットボトルを手に取り、陽に透かして見ていると、ミネラルウォーターに深いロマンを感じたりします。

ボトルに詰まった地球の長い時間を思いながらミネラルウォーターを飲めば、そのおいしさは、五臓六腑にしみわたるのです。

(5)便秘、冷え性、腰痛……この水に秘められたフシギ

便秘解消の決め手は硬水のミネラルウォーター

近年、寿命と腸の関係がますますクローズアップされています。かくいう私も昨年『腸内革命』(海竜社刊)を上梓したのですが、腸はもともと栄養や水分を吸収し、老廃物を排出する重要な器官と見られていました。しかし、世界的に研究が重ねられた結果、その他にも多くの重要な働きをしていることがわかっています。

その腸のさまざまな働きについては『腸内革命』で詳述していますので、ここでは「腸と便秘と水」の関係についてのみ述べることにします。

一般的に便秘症状を訴えるのは男性よりも女性に多く見られます。美容を気にする女性は、便秘による肌荒れや、お腹がぽっこり出ることに神経質な傾向が強く、それがストレスになって便秘をより悪化させている一面があります。一説によると、日本人女性の約半

分は便秘に悩んでいるのですから、事態は深刻です。

それを映す形で便秘解消法の本が出版されたり、雑誌やテレビなどでも取り上げられているのですが、便秘の大きな原因に水分摂取の不足があります。

これは、水を研究する私の立場からするとどうにも不思議なことなのですが、便秘の解消を目的に、食事にいろいろと注意をはらい、運動やヨガなどを行い、さらにはサプリメントや漢方薬を利用している女性たちは、なぜもっと積極的に便秘に効果のある水を選び、それを飲み続けないのでしょうか。

前にも述べましたが、体内に占める水分量は成人の男性で約60％、女性で55％と女性のほうが少なくなっています。そのために、女性のほうがのどの渇きに鈍い傾向があり、水分摂取も男性より少ないのが一般的です。体内の水分率が低くなると代謝の低下を招き、腸の活動そのものも停滞します。また、便に含まれる水分が著しく少なくなることから、排便が困難になるのです。

慢性的な便秘に困っている人は、まず意識的に多く水を飲むことを心がけましょう。それで腸の働きが活発になり、便秘が解消され「美容力」もアップするはずです。

おすすめの水は**硬水のミネラルウォーターで、特にマグネシウムを多く含んだミネラル**

ウォーターは、便に水分を吸収させ、柔らかくする効果があります。最近は「便秘外来」の看板を掲げる病院が増えていますが、多くの場合、患者さんには便を柔らかくする酸化マグネシウムが処方されています。

飲み方としては、**目覚めた直後にコップ1杯のミネラルウォーターを飲む習慣をつける**と便秘は改善していきます。**さらに少し水を冷たくしておくと腸を刺激し、より効果的**です。起きたとき、体は「休眠モード」の副交感神経から、「戦闘モード」の交感神経に切り替わるのですが、このとき胃腸の機能は抑制されます。それが冷たい水によって腸が活発になり、便意をもよおしやすくなるのです。

もし硬水を利用しても、**排便が思わしくないときは、硬度が1000ミリグラム/リットル以上の「超硬水」**を試してみましょう。特にマグネシウムの豊富なものが効果的です。

便秘は、もちろん女性だけの問題ではありません。若いときからファストフードに親しんできた今の中年以降の男性には、肉や動物性脂肪を好む傾向が強く、腸内細菌が悪化している人が多いのです。

便秘は大腸がんとも深く関わっていますから、ミネラルウォーターを上手く利用し、がん予防にもつなげていただきたいと思います。

肩こり、腰痛には硬度の高い炭酸水を

年齢を重ねると体の節々の不調を訴える人が増えてきます。「神は細部に宿る」という言い方がありますが、健康・不健康も細部にそれが現れるのかもしれません。大病の経験のない人が、加齢とともに肩こり、腰痛、冷え性に悩むのは、老化が細部に現れていると も考えられます。

年齢よりも若く見える人と、老けて見える人の差は、このような小さな悩み（本人にとっては大きな悩みでしょうが）の有無にあります。

「最近、肩こりがひどくてねぇ。人と話をしていてもつい肩を叩いてしまう」とこぼす人に若さを感じる人は少ないはずです。しかも、こういった小さな悩みは、そのうち深刻な症状に発展する危険性もあります。若さを維持するためにも、このような健康上の小さな悩みの芽は、早めに摘んでおくことが大切です。これもいい水を飲むことで改善させることが十分に可能なのです。

肩こり、腰痛に悩む人は多く、便秘と同じようにさまざまな治療法が行われています。

漢方薬、サプリメントなどの種類も多く、指圧、針灸、マッサージなど、まさに〝治療のデパート〟的状況です。

中には、眉にツバをしたくなるような怪しげな治療法も横行しているようですが、まずは日常の水から変えることをおすすめします。

肩こり、腰痛にはいろいろな原因が考えられますが、一つは血流の悪化です。肩や腰の周辺には筋肉が複雑に絡まっていますが、その部分の血流が低下すると、血液中の酸素が不足し、乳酸などの老廃物がたまってしまいます。

乳酸は疲労時にも蓄積しますが、**乳酸の解消に効果的なのが炭酸水**です。炭酸水に含まれる重炭酸イオンには乳酸を中和し、**疲労回復にも効果を発揮**します。

スポーツをした後に、炭酸水を飲みたくなることがありますが、これは乳酸が中和され、疲労感が緩和されるからなのです。また、疲労時には神経の伝達を妨害する水素イオンが発生しますが、重炭酸イオンは水素イオンにくっつき、二酸化炭素と水に変化させる働きもあります。

炭酸水は二酸化炭素の濃度を高めるのですが、体はそれを酸欠状態と誤認識し、酸欠状態を改善しようとします。その反応として、血中の酸素濃度を高めるために血流が良くなり、血液は末梢にまで伝わり、手足や肩、腰を温めます。これが肩こりや腰痛に効果的なのです。

炭酸水でも、硬度の高いもののほうがより効果は高まります。カルシウム、マグネシウムには新陳代謝を高める働きがありますが、アルカリ性の水も新陳代謝が活発になるのでおすすめです。つまり、**炭酸水、硬水、アルカリ性の水の三つが冷え性や肩こり、腰痛の改善ポイント**になります。

後で詳しく説明しますが、寝る前に1杯の水を飲むことは重要ですが、飲み方で注意をしたいのは、**寝る前にはこの種の水を飲まないこと**です。睡眠中、体はミネラルの消化にエネルギーを費やしていますから、そこにミネラルの多い水を入れてしまうと負担が増してしまいます。ときには下痢を起こす場合もありますから、これらの**「三種の水」は日中飲む**ようにします。

炭酸水で特に気をつけるべきことは、多くが弱酸性の性質を持っているので、継続して飲用すると体が酸性になってしまうことです。すると新陳代謝が悪化し、疲労感が増大します。したがって、**症状が緩和したら少し飲むのを休む**、という飲み方が炭酸水には必要になります。注意してください。

記憶力を甦らせる水素水

老化を日常レベルで感じるのは、外見と記憶力ではないでしょうか。体力は、よほどの運動を続けていない限り、ある程度の低下は仕方ない面があります。しかし、特に女性の場合は、肌のシワやシミ、たるみなどに老化を感じるはずです。その対処法は4章で詳しく述べますが、記憶力の低下も老いを痛感させられます。

ある一定の年齢に達すると、物忘れは当たり前のように起こります。よく、

「前の日に食べたものを思い出せないのは、物忘れの〝軽症〟だけど、食べたことも覚えていないようでは重症だ」

と言われますが、前日に食べたものを忘れるようでは記憶力の自信は喪失してしまいます。年を取ると、固有名詞が口から出にくくなるとも言われますが、事実、映画などの話をしていて俳優の名前がまったく出てこずに、当惑する人も少なくありません。私の周囲でも、話の中で「あのほら、あれだよ」と記憶を呼び戻そうとすることが多く、老化を感じざるを得ない、というのが実感です。

そんな中、記憶力と関係する水ということで、にわかに注目を集めているのが水素水です。マウスを使った実験では、水素水が脳に蓄積した活性酸素の量を減らしたことが確認されていますが、日本医大の太田成男教授らの研究によると、ストレスを加えたマウスに水素水を飲ませた結果、記憶力の低下が半減しています。

水素水は真の「命の水」である

もともと水素には酸化したものを元に戻す、還元力のあることが確認されていますが、水素水にも抗酸化力の高いことが確認されたのです。

脳に蓄積された活性酸素を減少させる働きがあるということは、記憶力の低下にとどまらず、認知症やアルツハイマー病、脳血管疾患にも効果があるのでは、と期待が高まっています。

なぜなら、認知症は活性酸素によって神経細胞が変性してしまう病気です。水素水はその神経細胞の数を減らす働きも持っているからです。また、アルツハイマー病の原因の一つは活性酸素ですから、水素水への期待は否が応でも高まります。

認知症やアルツハイマー病の真の克服は、人類が求められている大きなテーマといえます。医療の進歩や医学の発展によって、人は長生きを可能にし、高齢化社会を生き抜くようになっているのですが、単に長生きをするだけでは生の尊厳は保てません。また、認知症やアルツハイマー病にかかり、アイデンティティを失いながら生きることに納得できない人もたくさんいます。

死ぬまで自己と向き合い、少しでも自分を高めることの目標を失いたくない人にとって、水素水は最期まで人間らしさを失わない真の「命の水」になりうるかもしれないのです。その可能性に、私も注目していきたいと思っています。

2章

病気予防に効果的な水の飲み方・選び方

病気になりやすい人と、病気になりにくい人がいます。丈夫そうに見えても病院通いの絶えない人がいますが、その最大の原因は新陳代謝の低下にほかなりません。本来備わっている免疫力などが低下することによって病気になりやすい体になっているのです。その新陳代謝をミネラルウォーターが活性化し、がんや脳卒中、心臓病などの生活習慣病を予防することがわかっています。

（1）脳梗塞、心筋梗塞に効果的な水分摂取のコツ

慢性的な水分不足は血液ドロドロを招く

人は誰でも若くありたい、美しくありたい、と思うものです。それは女性に限ったことではなく、男性の中にも若々しくありたいと思い、健康的な生活を心がけている人はたくさんいます。

しかし反対に、40代半ばくらいから体の不調を訴える人が増えてくるのも事実です。肩こり、腰痛、慢性疲労、不眠、偏頭痛など、会うたびにその〝故障個所〟を熱心に訴える人も見受けられます。

では、40代、50代でも若く元気な人と、年中体の不調を訴えている人では、どこが違うのでしょうか。それはひとえに、体内の水分量の違いなのです。摂取する水の量が少ないと、新陳代謝の悪化を招き、体内に老廃物をためる結果を招きます。それが体調の悪化や

肌の劣化につながってしまいます。

若さを保ち、病気知らずの健康体を維持するには、まず何よりも水分を摂取することが重要になってきます。もしも、満足に水の補給ができず、慢性的に体内が〝水不足〟の状態になっていたら、まず「血液ドロドロ症状」が起こり、脳梗塞や心筋梗塞の危険度が一気に増加します。

心筋梗塞や脳梗塞を起こす原因には、血液のドロドロとともに血管の劣化も大きく関わっているのですが、体内の水が少ないとコレステロールや中性脂肪の値が大きくなり、血管を詰まらせたり、硬くさせたりします。つまり、水分が少ないと血液と血管の状態が低下し、それによって心筋梗塞や脳梗塞が起きやすくなります。

血圧が高い、コレステロール値や中性脂肪の値が高いという心筋梗塞や脳梗塞の〝予備軍〟はなおさら水分摂取が重要になってきます。さらに効果的な予防効果をもたらすためには、カルシウムとマグネシウムが入っているミネラルウォーターを飲むことが求められます。

逆に言えば、心筋梗塞や脳梗塞を心配している人は、病気を予防するためにも、ミネラルウォーターを飲まなければならない、と考えたほうがいいのです。

カルシウム「1％の不思議」

カルシウムが体にとって重要なことは多くの人が知っていると思います。カルシウムは不足すると骨が弱くなり、骨粗しょう症になったりすることも知られるようになってきました。しかし、カルシウムの「1％の不思議」についてご存じの方は少ないのではないでしょうか。

カルシウムは骨や歯を形成するミネラルですが、体内ではそれ以外に筋肉や神経、体液にもカルシウムが含まれています。その量は全体のわずか1％ほどと少量ですが、この1％分のカルシウムが欠乏してしまうと、血液の凝固、筋肉の硬直、さらには心臓の不調など、生命維持を左右しかねない重大な障害を引き起こしてしまいます。

そうならないために、人間の体は見事な機能を発揮します。カルシウムの量はつねに厳密に管理され、もしもカルシウム量の〝危険ゾーン〟に達しそうになったら、副甲状腺ホルモンを分泌して、血液中のカルシウム量を一定に保とうとするのです。

いわば、副甲状腺ホルモンからSOSの信号が出されることになり、そうすると、骨などに含まれているカルシウムが血液中に溶け出し、不足分が補われます。何たる防御システム！　人間の体は何とよくできているのだろう、と感心してしまいますが、じつはこれで「メデタシ、メデタシ」とはいかないのです。

なぜなら、一度出されたSOS信号は、すぐには止まらない性質があります。つまり、必要以上のカルシウムが血管内に出続け、その結果として血管壁に余分なカルシウムが付着してしまうからです。それが積もり積もればどんな結果を招くか――。血管の弾力性は著しく低下し、それによって動脈硬化や心筋梗塞、脳梗塞を引き起こします。

このことを知れば、誰もが水を飲もう、水分をきちんと摂取して心筋梗塞や脳梗塞になるのを防ごう、と思うのではないでしょうか。

就寝前の1杯は「宝水」

脳梗塞というと、一般的には冬場に発病するというイメージが強いのではないでしょうか。寒い風呂場などで意識を失い、そのまま救急車で運ばれる、というシーンを思いがちですが、実際は夏場に多い病気です。汗をかくころから患者さんの数が増え出し、8月ころにピークを迎えます。

病院に搬送された患者さんの血液は、いわばドロドロ状態、粘度が非常に高くなっています。暑さで汗をかいているにもかかわらず、十分な水分摂取を行わなかったために脱水症状を起こし、それで脳梗塞を発症したのです。したがって、軽度であれば水分を補給するだけで血液の粘度が下がり、悪化を免れることもあります。

心筋梗塞も同じですが、原因はドロドロした血液が血管を詰まらせることにありますから、水分をたっぷり摂り、ふだんから血液をサラサラにしておくことが重要です。そのためには「こまめ」に水を飲むことが必要になります。**飲み方の目安としては、起床時にまず1杯、午前中に1杯、午後に2杯、寝る前に1杯**となります。

特に忘れてはならないのは、就寝前の1杯です。これを「宝水」というのですが、宝と呼ぶ理由は脳梗塞の発症が就寝中の午前中に多いからです。

寝ている間は当然、水分の摂取はできません。一方で眠っている間も大量の汗をかき、呼吸をすることでも多くの水分が失われています。水分を需要と供給で考えると、大幅に需要が上回っているのです。

就寝中の水分は〝赤字〟の状態で、その結果として血液のドロドロ化を招き、粘度は午前4時から8時くらいまでの間が最も高くなります。つまり、脳梗塞がいつ起きても不思議ではない状態です。

これを予防するために寝る前の1杯、宝水が必要になってくるのですが、特に高齢者の場合は、就寝中にトイレに行くのを嫌がり、水を飲むことを敬遠する傾向があります。しかし、トイレに起きることと、脳梗塞で倒れることを比べれば、おのずと答えは見つかるはずです。

コップ1杯の水を飲み、トイレに行ってから床に入る、というように習慣づければ、脳梗塞の危険度はかなり下げられます。

眠りに入る前の水、朝目覚めの水の飲み方

また、**眠りに入る前の水**は、脳に集まっていた血液を胃腸に導き、緊張感をほぐすことで眠りやすくなる効果もあります。したがって、**体を覚醒させないようにややぬるめの水を飲むこと**が大切です。

反対に、**朝目覚めたときは冷たい水をコップ1杯飲む**のがおすすめ。私も毎朝、欠かさ

時間帯別　水の飲み方

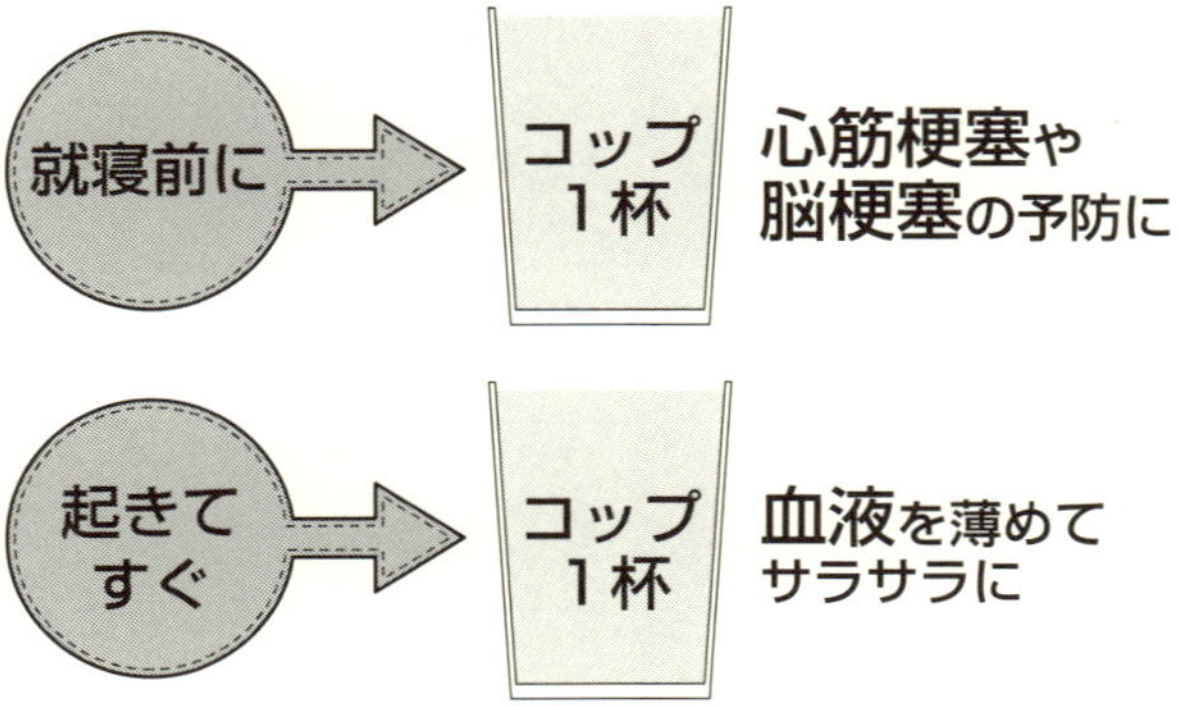

就寝中の血中濃度の変化

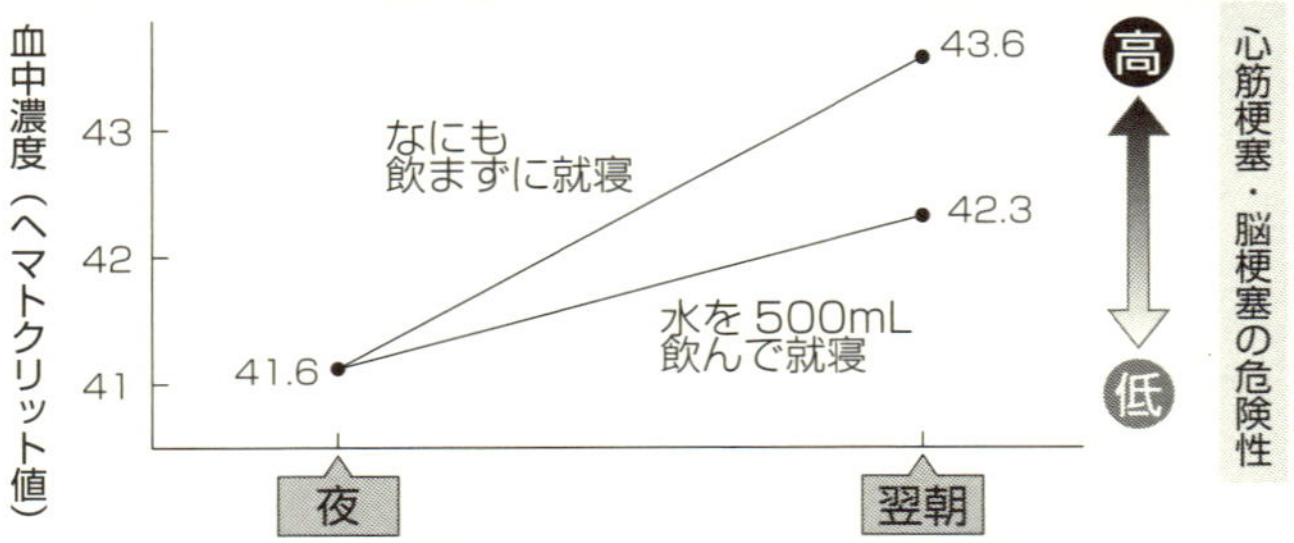

脳梗塞の予防に向いている水

種　類	時　間	量
ミネラルウォーター	寝る前	コップ1杯
	起きたらすぐ	コップ1杯
硬水　または アルカリイオン水	午前	コップ1杯
	午後	コップ1～2杯

ず飲んでいます。朝の1杯は胃腸を適度に刺激する一方で、血液やリンパ液として体内に届き、老廃物を押し出す効果、つまり便意も催されます。起きた直後は、胃腸もまだ眠っているような状態ですが、水によって食欲も増すのです。

朝の1杯はまた、健康のバロメーターにもなります。おいしく感じられれば問題はありませんが、1杯の水でも持て余してしまう感じであれば、疲労がたまっていることも考えられます。そういうときのために、疲労回復に効果的な炭酸水を冷蔵庫に用意しておくことが賢い知恵と言えるのではないでしょうか。

（2）がんを予防する水の飲み方がある

がんの発生と深く関わっている恐い活性酸素

現在、がんで亡くなる人は年間に30万人を超えています。ここ数年、日本人の死因の1位はずっとがんであり、毎日800人以上の人ががんで亡くなっている計算になります。もちろん、それ以外にもがんと闘っている人の数は、日本中で数十万人の規模に達すると思われます。

がんにはいろいろな原因が指摘されています。中には〝がん家系〟が存在していることを信じ、親兄弟にがんの人がいる人はがんになりやすいと思い込んでいる人がいますが、これは「妄信」と言わざるを得ません。

冒頭でも述べたように、寿命や病気のほとんどは先天的なものではなく、生活習慣や生活環境などの後天的要素によって決まります。たしかに、一部の病気には家族性が関係しているものもありますが、がんの原因は後天的な要素が大きく、それゆえに厚生労働省も「生活習慣病」と認定しているのです。

ただし、生活習慣が原因になるといっても、正確な情報は明らかになっていません。たとえば、喫煙は肺がんに限らず、さまざまながんのリスクを高めていますが、患者さんのレベルから見れば、

「一生、ヘビースモーカーだった人が90歳過ぎまで生きていた例はたくさんある」

という思いもあるはずです。同じように、暴飲暴食や運動不足は、がんのリスクファクターになるといわれても、「それなら、それなりに注意をすればいいか」と思う人も多いのではないでしょうか。

がんには原因や治療法を含め、まだまだ未知の領域が多く、それががんへの不安を大きくしている、というのは否めない事実なのです。

しかし、がんに関して「わかっていること」もかなり増えています。その一つは、がんの発生に活性酸素が深く関わっていることです。前に述べましたが、活性酸素はがんだけではなく、心筋梗塞や脳梗塞、あるいはアルツハイマー病やアトピー性皮膚炎など、非常に多くの病気の原因となっている「やっかいな存在」です。

過剰に発生することで〝悪役〟に変身

その正体は体内で発生する酸化力の非常に強い酵素分子で、平たく説明すると正常な細胞を錆び付かせ、がん細胞に変えてしまいます。本来は体内に侵入した細菌などを攻撃する、免疫と似た機能を持っているのですが、過剰に発生することで〝悪役〟に変身し、寿命を縮めてしまう大きな原因にもなっています。

しかも、困ったことに現代社会は、この活性酸素を過剰に発生しやすい環境があちらこちらにあふれています。代表的なものが食品添加物や農薬、ダイオキシンといった環境汚染物質で、これらが体内に入ろうとすると、それを排除しようとして活性酸素が過剰に発生してしまうのです。その他にも、現代社会が生み出すストレスや大気汚染、さらに最近では携帯電話、パソコン、駅の自動通過システムなどが作り出す電磁波の影響を指摘する向きもあります。

これらが「寄ってたかって」活性酸素を増やしているのですから、がんの患者が多くなるのもうなずけます。

がんはまさに現代社会によって作り出された病気なのです。

注目の「スーパーライトウォーター」

そんながんを予防する水が大きな注目を集めています。水を飲むだけでがんにならない、という信じられないような話ですが、その**「スーパーライトウォーター」（日本では重水減少水**と呼ばれています）はすでにハンガリーやドイツ、オーストリア、ルーマニアなどで販売され、実際にがん患者が減っているという報告もあります。

重水はかなり高価な〝特別な水〟ですが、この水を研究しているハンガリーのシャムセイ博士は、重水の濃度が低下するとともに、がん細胞の成長が鈍化することを発見したのです。ちなみに、日本でも一時話題になり、インターネットなどで販売されたようですが、あまりにも高額なため、普及しませんでした。

「がんにならない水」は今のところわが国では入手が難しく、仮に手に入るようになったとしても、かなりの出費を覚悟しなければなりません。毎日、飲み続けることは庶民にとって〝高嶺の花〟に違いないのですが、重水ではなくてもミネラルウォーターを毎日飲み続ければ、がんリスクはかなり軽減すると私は考えています。

1日コップ5杯のアルカリイオン水を

がんはもちろん、患者の年齢を選びません。若い人や、中には生まれたての赤ん坊が、がんにかかっている場合もあります。しかし、一般的には働き盛りの40代、50代が多く、その上の年齢層でもがんになる人は少なくありません。

前に述べたように、その原因はいろいろありますが、私は水分摂取の減少がその一因になっていると考えています。逆に言えば、きちんと水を飲んでいれば、がんはある程度防げる、ということです。

年齢を重ねるごとに、私たちの体はさまざまな箇所で老化が進み「脳内センサー」でも、老化が始まります。脳には血液の濃度を感知し、濃くなったときには水分補給の信号を出すセンサーが備えられているのですが、加齢とともにセンサーの感度が鈍化し、体内の水分量が低下しても、のどが渇きを自覚しなくなってしまいます。

そもそも、年齢が高まるほど、人の体は乾燥していきます。それは赤ん坊の肌と、お年寄りの肌を比べれば一目瞭然ですが、体内の水分保存能力の低下が一つの原因になっています。その役割を担っているのは腎臓で、老廃物をろ過した後、水分を再吸収する働きが腎臓にはありますが、加齢とともにその機能が低下しているのです。

のどの渇きに気づきにくくなり、しかも体内の水分を保持する力が低下しているのですから、中年以降の体はほとんどが脱水症状にある、と言っても過言ではありません。それが、がんを発病させる一因になっているとも考えられます。

したがって、40代くらいの「がん年齢」に達したら、意識的にミネラルウォーターを飲むことを習慣づけること。**1日に2リットルの自然水が、がん予防をもたらしてくれる、**と信じれば飲むことがすぐ習慣になるのではないでしょうか。

選ぶ水は、体の老化を防止する意味で天然のアルカリイオン水（「島根宝の天然水」）や整水器によってつくられたアルカリイオン水がおすすめです。加齢によって細胞も老化し、細胞内のpHはしだいに酸化していきます。つまり、活性酸素のできやすい環境になり、それがガン細胞を活発化させます。**1日にコップ5杯のアルカリイオン水**を飲めば、がんリスクはかなり軽減するのです。

（3）糖尿病対策にはコップ1杯のアルカリイオン水

アルカリイオン水は、水を分解して作られる電解水の一つで、「還元水」とも呼ばれています。

天然のミネラルウォーターにさまざまなミネラルを加え、より体にいいように加工した水を「機能水」といいますが、アルカリイオン水は厚生労働省が唯一、認めている機能水です。天然のアルカリイオン水も存在しますが、体への吸収率は機能水のアルカリイオン水と同様で、健康・長寿に対する期待も高まります。

アルカリイオン水の驚くべき効果

事実、**アルカリイオン水は効能が広く、老化予防はもちろんのこと、胃酸過多や便秘、リウマチ、骨粗しょう症、アトピー性皮膚炎にも効果**が確認されています。また、**コレステロールや体内脂肪を減らす**効果もあるので、生活習慣病の予防にも最適です。

そんな中で、糖尿病に対する予防でもアルカリイオン水は注目を集めています。欧米化の影響もあって、日本人の「食」はますます高たんぱく、高脂質に拍車がかかっている観があります。

現在、糖尿病の患者数は約３００万人に達し、糖尿病が疑わしい人は８００万人、その予備軍を含めると１８００万人という推計も出ているほど、糖尿病は日本人にとって「国民病」ともいえるような病気です。

糖尿病が増加した背景には、まずカロリーの摂取過多が考えられます。町にはファストフードなどの高カロリー食を提供する店が増え、年齢を問わず肥満が増えています。反対に減少しているのが運動量で、日常的に運動を続けている人の割合は低く、公共交通機関の発達もあって、現代人の歩く平均距離は頭打ちです。さらに、他の生活習慣病と同じように、ストレスの増加が糖尿病の患者さんを増やしている面も見逃せません。

糖尿病の怖いところは、医師から糖尿病を宣告された時点で、ほとんど自覚症状がないことです。したがって、自覚症状のないうちから予防することが必要になってくるのですが、ここでも水が効果を発揮します。もちろん、糖尿病は摂取カロリーなど食事を含めた生活習慣の改善が第一に求められますが、水による改善例も報告されています。

私の血糖値500を下げた水の威力

テキサス大学のG・フェルナンデス教授らが行った研究で、アルカリイオン水にはコレステロールや中性脂肪の濃度を薄め、新陳代謝を活発にさせることで糖尿病にも効果があるという結果が出ています。

ちなみに私も以前、一時的に血糖値が大きく上がってしまったことがありました。研究などで多忙をきわめていた時期で、体力の低下を補うためにビタミン飲料やスポーツドリンクばかりを飲んでいたのです。ふと気がつくと、異常なくらいのどが渇くので血糖値を測ってみたところ、500近くに跳ね上がっていました。一時的とはいえ、これはもう立派な糖尿病です。

私は意を決して、スポーツドリンクなどを断ち、ひたすら「島根宝の天然水」などのミネラルウォーターを飲むようにしました。すると、みるみるまに血糖値は下がりだしたのです。改めて水の持つパワーに驚いたことを覚えています。

しかし当然のことですが、水を飲むだけで糖尿病が治るわけではありません。暴飲暴食などの食生活を改めない限り、糖尿病は予防も治療も不可能です。ただ、アルカリイオン水をうまく利用すれば、糖尿病にかからない確率は高まります。

小腹が空いたとき、のどの渇きを覚えたとき、ジュースやスポーツ飲料に手を出さず、アルカリイオン水を飲めば糖尿病予防にもつながります。また、**食前にコップ1杯のアルカリイオン水を飲めば、満腹中枢を刺激し、食べ過ぎの予防**にもつながります。ぜひ、試してみてください。

（4）痛風、肝臓病にもアルカリイオン水

痛風を治した私の方法

私の「持病歴」が続いてしまいますが、十数年前に痛風になりかけたことがあります。ご承知のように痛風は贅沢病とも言われ、高カロリーの食べ物やアルコールを摂りすぎることが原因の一つといわれています。細胞内にある核酸中のプリン体が尿酸に変化し、それが排泄されずに関節などで結晶化する病気です。

美食家でもない私がなぜ？　というのが正直な気持ちでしたが、プリン体を多く含むビールが大好きで、同じくプリン体の多いイクラやたらこ、しらこといった魚卵系をよく食べる私（しかも、量も多い）が痛風になるのは時間の問題だったのかもしれません。

痛風といっても私の場合は、がまんできないほどの痛みではありませんでしたから、自己診断で専門医にまだ診てもらう必要はないと判断しました。もちろん、大好物のビール

や、つまみを減らすつもりもありませんでした。痛風の専門医ではないのですが、この程度の症状は水で何とか治せると判断したのです。

尿酸は体がアルカリ性になれば排出されやすくなる性質があるので、尿をアルカリ性にするウラリットという薬を飲み、水は先ほどから述べている「島根宝の天然水」などのアルカリイオン水を飲み続けました。これで体は完璧にアルカリ性に変化したのだと思います。いつしか痛風の症状はまったくなくなり、その後も再発していません。

アルカリイオン水は、さらに肝臓病にも効果をもたらしますから、まさに酒飲みの力強い味方、といったところでしょうか。

肝臓はアルコールの分解以外に、代謝、排泄、解毒といった重要な働きをしています。肝臓病は自覚症状の乏しいことが特徴の一つで、一部に損傷が起きても細胞が再生しやすく、症状が現れにくいのです。

それゆえに「沈黙の臓器」とも言われ、〝持ち主〟も気づきにくく、自覚症状が出るころには症状がかなり悪化しているケースが少なくありません。酒飲みは特に、肝臓をいたわることが必要なのですが、アルカリイオン水は有害物質や老廃物を排泄する働きがあるため、肝臓にとっては非常にありがたい味方になってくれます。

こんな人、こんな飲み方はかえって体に害

このように、アルカリイオン水は効果の守備範囲が広く、病気予防には最適のミネラルウォーターなのですが、その飲み方には注意が必要になります。ポイントは飲む量で、**体重の5％を超える量は飲んではいけません**。

仮に**体重が60キロの人であったら、1日に3リットルが限度**になります。血糖値を下げたい、尿酸を速く排出したいと、がぶがぶアルカリイオン水を飲むことは危険です。

また、アルカリイオン水は胃をはじめ体内をアルカリ性にしますから、胃酸などによる殺菌作用が弱まり、食中毒を起こしかねません。したがって、**胃酸の量の少ない人や、胃の切開手術をした後は飲むことを避ける**べきです。

アルカリイオン水は、他のミネラルウォーターと同じようにペットボトルに詰められて販売されています。当然、そのpH値は決められていますが、最近は自分でpH値を変えられる整水器も売られています。**これは水を電気分解してアルカリイオン水などを作るのですが、慢性的な糖尿病や高脂血症などを持つ人にはおすすめ**です。

利用する場合、pH値を高くし過ぎると嘔吐などの症状が出ますから注意が必要です。**最初はpH値を8～9くらいに低く設定し、最終的に9～9・9くらいの水を毎日飲む**と効果が現れていきます。

後で述べますが、アルカリイオン水は美容面でも大きな効果をもたらしますから、整水器の利用も検討に値するはずです。糖尿病や高脂血症で長い間苦しんでいる方は検討してみてはいかがでしょう。

（5）アレルギー疾患には軟水より硬水

アトピー、ぜん息にこそ水を

ここ数年、テレビの天気予報では、立春のころから花粉情報が流されています。３月になると、杉の花粉をイラスト化した画面が登場し、日本全国の花粉の飛び具合が報じられています。少し前には考えられなかったことですが、それだけ花粉症に悩んでいる人が多いのです。一説によると日本人の「花粉症比率」は３割をすでに超え、４割に達する勢いで、５人中、２人が花粉症という数字には改めて驚かされます。

また、アトピー性皮膚炎やぜん息に苦しむ子どもも増えていて、この十数年で倍増している、という指摘もあります。もしかしたら、何らかのアレルギー性疾患を持つ日本人は全体の半分を超しているのかもしれません。

アレルギー疾患の原因についてはさまざまな見方がありますが、子どものアトピー性皮膚炎は、離乳の時期が関係していると考えられます。乳幼児のころから牛乳をたくさん飲ませる親が多いのですが、腸管がまだ十分に発達していない乳幼児のときに牛乳を多く飲むと、アミノ酸が分解されないまま吸収され、アトピーを起こしやすくなります。

アトピー性皮膚炎や花粉症などのアレルギー症状を治すには、対処療法よりも体の免疫機能を強化することが必要になります。免疫の誤作動によって各種のアレルギー症状が起きているのですから、その根本的な改善が必要なのです。

そこで、**アレルギー疾患に苦しんでいる人は、ふだんより多めに水を飲む**ことをおすすめします。**水の種類はミネラルがやや多めの、硬度100~300ミリグラムの四国カルストの天然水「ぞっこん」などの硬水が最適**です。これ以上、硬度が高いと利尿作用が働きすぎて、効果が減ってしまいます。また、軟水では血管壁を柔らかくするなどの作用を高めるカルシウムが足りません。

効果的な量はコップ半分を目安に

飲み方は、通常とは異なり、**1回にコップ半分くらいを目安**にします。**2時間おきくら**

いに飲むと体内の水分量がやや多めに保たれ、血管を柔らかくする効果があります。こうすると血流がよくなり、新陳代謝が活発になることで免疫機能が高まるのです。

花粉症の人はおわかりでしょうが、アレルギー疾患はやっかいな相手で、簡単に治癒できる相手ではありません。その特徴の一つは治療期間の長いことで、これはぜん息やアトピー性皮膚炎にも共通しています。

したがって、ここで効果的な水の飲み方をアドバイスしましたが、当然水だけで、しかも短期間に治るケースは少ないと言わざるを得ません。アレルギー症状を起こしやすい添加物の含まれたコンビニ食やファストフードを控え、植物性の食品を中心とした食習慣も重要になってきます。また、適度な運動を心がけ、ストレスをためないような生活の工夫も必要です。

アレルギー疾患は、このように生活習慣をトータルで見直し、改善することが求められるのですが、その改善のための強力な基盤として水も絶対に必要になってきます。いい水を、十分に飲むことは、アレルギー疾患の治療に欠かせません。

(6) 更年期障害には海洋深層水で早めの対策!

障害を起こす〝主犯〟はムコ多糖

更年期障害は女性がかかる病気と思われていましたが、ここ数年、男性もホルモンの分泌異常によって、更年期障害を発症することがわかっています。

更年期障害の難しいところは、その症状が人によって大きく異なることです。更年期の時期を迎えても、ほとんど症状の出ない人がいる一方で、激しい不眠やのぼせ、発汗など多くの症状に悩み、苦しむ人も少なくありません。検査をしても医師や周囲の人から病状を理解してもらえず、死を選ぶ悲劇も起こっています。

更年期障害の特徴の一つは、皮膚や粘膜が極端に乾燥することで、その原因は細胞間の水分を保持する働きをしている「ムコ多糖」の減少にあると考えられています。

ムコ多糖は、ヤマイモやサトイモといった〝ぬるぬる系〟の食品や魚のカレイ、鶏の手羽先などに多く含まれていますが、体内では加齢とともに減少してしまいます。更年期障害の症状としてよく見られる肩こりや腰痛、眼精疲労もムコ多糖の減少によって起こりますから、更年期障害を起こす〝主犯〟はムコ多糖にある、と断言してもいいのです。

ムコ多糖は、細胞間の水分を保持しているのですから、減少を防止するためには何といっても水分補給が欠かせません。**効果的なのは、気持ちのイライラを抑える硬水で、アルカリイオン水も効果的**です。アルカリイオン水を飲む場合は、**はじめにpHを低めにし、コップ半分くらいをこまめに飲む**ようにします。**これを1週間くらい続け、慣れてきたらpHの値を大きくする**ようにします。

購入の際のチェックポイント

また、海洋深層水もイライラを抑える点で効果的です。海洋深層水は水深200メートル以上の深さから採取した水で、マグネシウムが非常に多く含まれています。

ただし、飲料用に精製する際にマグネシウムの値が大幅に減少することがありますから、購入する際は**マグネシウムの値をチェックする**ことが大切です。**最低でも30ミリグラム／**

リットルのものを選ぶようにしたいものです。

更年期障害は誰にも起こるわけではありませんが、しかし、誰がなってもおかしくない病気です。それだけ悩み、苦しむ人が多いのですから、更年期を迎える前から、予防策を立てておくことが重要になります。それにはミネラルウォーターを活用することが一番いいと私は思います。

更年期障害を「いつかやってくる病気」と捉え、老化対策の一環として水を上手に取り入れる生活を始めることが大切なのです。それにはアルカリ度の高い水を習慣的に飲むことが重要で、それを続ければ更年期障害になっても症状は軽くすみ、他の老化現象も防ぐことができます。

「備えあれば患《うれ》え無し」の言葉通り、早めの対策を取っていれば病気に対する不安も軽くなるのではないでしょうか。

（7）アルカリイオン水は数々の病気に特効あり！

結石予防にもまず水を

体内で過剰に発生した酸素が活性酸素に変わり、それががんをはじめアレルギー性疾患など多くの病気を引き起こしていることを述べてきました。その対策として最も効果的なのは、アルカリイオン水を飲むことですが、アルカリイオン水にはまた、疲労したときに体内にたまった乳酸を排出するなどの働きもあります。

このように、じつに頼りになる水なのですが、その他にも**腎臓結石や胆のう結石にもアルカリイオン水**は効果を発揮します。

結石は、カルシウムの多い硬水を飲むとなりやすいと言われています。水に限らず、カルシウムの摂取を少し控えたほうがいいのですが、それよりもまず水をきちんと一定量、定期的に摂取することが最大の予防になります。

これはアメリカで発表された調査結果ですが、**毎日コップ4～5杯水を飲むと、腎臓結石のリスクは、あまり水を飲まない人の半分**ほどになるそうです。結石予防にはまず水を飲むこと、そしてさらにアルカリイオン水を飲むことで、その効果が増大するのです。

日本人に多い**胃かいようや胃酸過多にもアルカリイオン水**が向いています。ただし、胃は、その状態によって飲むべき水は大きく異なり、前述したように**胃酸が少ない場合はむしろ水分摂取を控え**、胃酸が薄くなることを避けるべきです。

各大学でアルカリイオン水の効果を実証

このように多くの病気に対して、アルカリイオン水は効果を発揮しているのですが、この水に関してはこんな「逸話」があります。

アルカリイオン水を作るアルカリ整水器は1966年に当時の厚生省から「医療用物質生成器」として承認を受けています。その効能として「慢性下痢、消化不良、胃腸内異常、制酸、胃酸過多に有効である」とされたのですが、これに対して国民生活センターが異論を唱えました。

「お役所」同士で意見が対立したのですが、国民生活センターの指摘は、アルカリ整水器は効き目が低く、効果を期待するには10リットル以上飲まなければならない、というものでした。

この指摘を看過することは死活問題と判断した整水器の業界は、これに猛反発し、京都大学医学部に調査を依頼、99年には世界初の「二十盲検比較臨床試験」（検査する人もされる人もどんな水を飲んでいるか分からないように調査する）が行われました。腹部に不調のある人たちを対象に、アルカリイオン水と浄化水を飲み比べてもらったのです。

するとその結果は、効能として挙げられていた「慢性下痢、消化不良、胃腸内異常発酵、胃酸過多」には有効と判断され、さらに便秘の改善まで顕著というお墨付きまで得ることになりました。まさに業界にとっては、『災い転じて……』という結果になったのですが、それ以降も、東北大学農学部、埼玉医科大学の研究によってアルカリイオン水の効果が認められています。

つまり、アルカリイオン整水器の効能にけっして誇張はなく、本当に体にいいことがはっきりと認められているのです。

（8）風邪に効果的な軟水の飲み方

風邪に強い人、弱い人

「風邪をひきやすくて困っています。ちょっと体が冷えるとすぐ熱が出て……」と悩む人が少なくありません。こういう人は、気温の低いときには風邪をひかないように体や室温を温め、気をつけるのですが、逆に少し温かくなってきたときに風邪をひいたりします。夏のクーラーにも弱く、職場の同僚はみな元気なのに、一人だけ夏風邪をひき、肩身の狭い思いをすることも多いようです。

風邪やインフルエンザの菌やウイルスはどこにでもいます。家の中、会社のオフィス、電車の中などあらゆるところに菌やウイルスがいて、空気感染や飛沫感染などで、体の中に飛び込んできます。外出すれば感染の確率は高まり、家に居続けていても、家族が持ち運んでくる菌やウイルスを防ぐ手だてがありません。極端にいえば、わたしたちは風邪の菌やウイルスから逃れることはできないのです。

しかし、だからといって全員が風邪をひくわけではありません。体質や体調などの理由によって、同じ条件でも風邪をひく人とひかない人の差が出ます。

また、風邪に強い人と弱い人もいますが、その差は免疫力の違いです。菌やウイルスが侵入しても、それを撃退する免疫力の強い人は、少々の菌やウイルスに負けず、症状が起きないのです。

ウイルスは乾燥したところを好み、湿度の高い場所では活動が停滞します。風邪に強い人に共通しているのは、体内が一定の水分量で保たれているために、少しくらいの菌やウイルスが侵入しても、体の中で増殖しないことです。そういう人は風邪やインフルエンザにかかっても、1日寝ていれば簡単に治ってしまうことが多いのですが、その理由は水のおかげで免疫力がしっかり働いているからです。

したがって、もともと免疫力が弱かったり、あるいは一時的に免疫力が落ちていたりする人は、風邪防止のためにふだんからミネラルウォーターを飲み、体内をみずみずしくしておく必要があります。そうすれば風邪に強い体質に変わり、少々の風邪菌やウイルスでも発病しにくくなります。

下痢、嘔吐時はスポーツドリンクからミネラルウォーターへ

もちろん、それでも人は「ナントカ以外は風邪をひく」わけですから、風邪をひいたときは体にやさしい**軟水のミネラルウォーターを常温の状態で飲む**ようにします。また、下痢や嘔吐を伴うときは、がまんせずに便や吐瀉物《としゃぶつ》を自然に出すようにします。下痢や嘔吐は菌やウイルスを体外に排出させようとする生理反応ですから、出してしまったほうが体にいいのです。ただし、下痢や嘔吐によって多量の水分も消失しますから、水分補給はより大切になってきます。体内の水分が足らなくなると、尿毒症などを引き起こすグアニジンという毒素が増えますが、これも水によって排出することが可能です。

もし、下痢や嘔吐が長く続くようであったら、そのときは体液の電解質濃度に近いスポーツドリンクを飲むようにしましょう。そして、症状が安定してきたらミネラルウォーターに切り換えるようにします。風邪のときに、咳や痰に苦しむ人もいますが、こういうときもミネラルウォーターが効果的です。**のどが痛み、咳が出やすく、痰がからみやすいときは、特に寝る前にミネラルウォーターをたっぷり飲む**ようにします。

（9）慢性疲労を取り除く水の秘密

アルカリイオン水と炭酸水の併用がいい

風邪の原因には疲労や体力の低下も挙げられます。多忙や寝不足で体力が落ち、疲労が重なっているときに風邪の菌やインフルエンザウイルスが侵入してくると、弱っている免疫力ではとうてい太刀打ちできません。疲労がたまることで免疫力は落ち、風邪の菌などに勝てない状態になっているのです。

健康体で、激しい運動や、寝不足が続かない限り、疲労はひと晩ぐっすり眠れば解消します。それプラス、ステーキや鰻などのスタミナ食を食べれば疲労は吹き飛ぶ、という人も少なくないはずです。しかし、その一方でスタミナ食を摂っても疲れがなかなか抜けず、慢性疲労や倦怠感に苦しんでいる人もたくさんいます。

前に述べましたが、疲労の原因は体内に発生した乳酸という物質です。乳酸は、筋肉の中で脂肪と酸素が燃えた後の残りかすのようなものですが、疲労が続くとこの乳酸が増加し、体内は酸性に傾いていきます。すると、新陳代謝が衰え、体内に老廃物がたまるため、さらに疲労が増します。いわば「疲労の連鎖」の始まりです。悪化すると肩こりや頭痛、さらにはパニック障害の引き金になることもあります。

対策としては、酸性に傾いた体を元に戻すためのアルカリイオン水がおすすめです。また、炭酸水によってできる重炭酸イオンには、乳酸を捉え、尿として排出する働きがありますから、これも効果が期待できます。日常的には**アルカリイオン水を一定量飲み、疲労を特に感じたときは炭酸水を飲むという〝二刀流〟がより効果的**です。

サルフェート入り超硬水の信じられない効果

もしそれでも疲労が抜けないときには、サルフェート入りの水があります。サルフェートとは温泉に含まれている成分の一つで、カルシウムやマグネシウムなどのミネラルと硫黄基が結合した硫酸塩の別名です。

サルフェートには有害化合物や血液中の老廃物を体外に排出する働きと、新陳代謝を高める作用があるため、これを含んだ水を飲むと細胞が活性化し、疲労を回復させます。これは後で4章の美容のところでも述べますが、デトックス効果も高いため、ダイエットや便秘解消を目的に使用している人も少なくありません。

このサルフェートを豊富に含んだ超硬水に、前に少し触れましたが大分県竹田市にある「長湯温泉」の水があります。それは「**超硬水マグナ1800**」という勇ましい名前で、サルフェートが1リットル中290ミリグラム、マグネシウムが210ミリグラムも含まれる、日本には非常にめずらしい硬度900の超硬水です。

アスリートの中にも愛用者が多いようで、飲み続けたことで成績の上がった選手もずいぶんいると聞いています。一度、テレビの大相撲中継で間違いなく「マグナ1800」のボトルを持っている力士を見ましたが、それは横綱の白鵬でした。

欧州産のミネラルウォーターの中には、超硬水と表示していなくてもサルフェートを含んだミネラルウォーターが販売されています。そのあたりをチェックしながらミネラルウォーターを選んでみてはいかがでしょうか。

3章

ストレスを解消する水の力（パワー）

仕事や対人関係の悩みなどでストレスを抱えている人が増えています。それに伴ってストレスが原因と考えられる「心の病気」も増え続けていますが、水にはストレスを解消する力があります。鎮静作用と覚醒作用という二つの相反した性質を兼ね備えている水をうまく利用することで、ストレスが知らず知らずのうちに緩和され、頭・体・心がよみがえります。

（1）心と体をよみがえらせる「生水」の秘密

ミネラルはすべての生物への最高の贈り物

ひと口に「水」といっても、その呼び方にはいろいろあります。この本でもミネラルウォーター、自然水、硬水、軟水などさまざまな言い方をしていますが、広く言えばミネラルウォーターも自然水も同じであり、私はそれらを含めて「生水」（なまみず）と読んでいます。

天然の水ともいえる生水は、雨や雪解けの水が地層や鉱石層などを通過する際に、それらの成分を溶かして浸透していきます。土中に含まれる豊潤なミネラルをたっぷり吸収して生水は作られるのです。

ミネラルはビタミンと同じように、私たちの体に絶対に欠かせない栄養素です。欠乏すればさまざまな病気を引き起こし、生命を維持することはできません。それは人間に限ったことではなく、地球上の生物はほとんどすべてと言っていいほどミネラル抜きには生きられません。

歴史の時間の針をぐんと太古以前にまで戻すと、地球上に生物が誕生したとき、その周囲には土や石などから水中に溶け出した鉱物がありました。生物は、それを体内に取り込み、利用することによって生命の仕組みや体の機能を発展させ、高度な生物へと進化していったのです。その地中から溶け出したものこそがミネラルであり、ミネラルは地球がすべての生物に贈った生きるためのプレゼント、とも言えます。

当然、それは人間も享受していたのですが、非常に残念なことに最近はミネラルが欠乏気味の人が少なくありません。また、サプリメントや栄養食品などの多用によって、特定のミネラル摂取が多くなり、ミネラルのバランスを欠いた人も多くなっています。

それらの事情を招いている最大の原因は、生水の摂取不足にほかなりません。生水どころか、現代人はますます水を飲まなくなっています。

私たちが子どもの頃は、飲み物といえば水とお茶、それとたまに飲ませてもらえる〝ご馳走〟としてのジュースやラムネなどの炭酸飲料水ぐらいでした。お茶も番茶や麦茶、紅茶程度で、現在のように多種多彩なお茶が登場したのは、戦後しばらくたってからではないでしょうか。

そんな環境ですから、何かあれば水をがぶがぶ飲んでいました。思いっきり遊んだり、運動をしたあとには、水道の蛇口にかぶりつくようにして水をよく飲んだものです。ところが、経済の発展に比例して、飲み物はじつに多種多彩になりました。コンビニやスーパーに行くと、ジュース類、清涼飲料水、スポーツドリンクなど、驚くほどたくさんの種類の飲み物が陳列ケースに並べられています。

心の病気もミネラル不足が原因？

いろいろな飲み物があるのですから、水を飲む頻度が減るのは当然です。こうして、現代人は「生水からミネラルを摂取する」という地球から与えてもらった大切なプレゼントを、もったいないことに自らの手で放棄してしまったのです。

ミネラルの摂取量が減り、またミネラルのバランスを悪化させた結果、ではどんなことが起きているのでしょうか——。それは、私たちの体や心にさまざまな弊害をもたらしている、と言わざるを得ません。

まず第一に挙げられるのは、アトピー性皮膚炎や花粉症、ぜん息といったアレルギー性疾患の増加です。花粉症はすでに「国民病」ともいわれ、全体の4割近くが花粉症に悩まされています。他のアレルギー性疾患もまったく減る気配が見えません。

うつ病に代表されるような心の病も増えていますが、病気以前の「心の不安定さ」も顕著になっています。「キレル、ブチギレル」といった怒りを表す言葉が増えていますが、わずかなことに激怒し、暴力沙汰に発展するケースも増えています。

これらのすべての原因が、「体の調子を整え、心をもリラックスさせるカルシウムやマグネシウムなどのミネラルの欠乏にある」とは言いません。しかし、かなりの確率でミネラル不足が悪影響を及ぼしていると考えられます。生水をたっぷり飲むことは、現代人が抱えている心身のストレスを緩和させ、間違いなく健康と長寿に導くのです。

塩素たっぷりの水道水は危険がいっぱい

生の水、と聞くと一部の人は不安を覚えるかもしれません。

「ばい菌とか細菌がいて体調を崩したり、病気になったりしないの？」

というからです。そう考える人が日本に多いせいなのか、日本の水道水は非常に厳しい管理下に置かれています。

　地域によって差はありますが、蛇口から出た水道水を口に含んで「おいしいー」と感じることがあるでしょうか。残念ながら、よほどの渇水状態か、暑くて体が火照《ほて》っているとき以外はあまりおいしく感じないはずです。

　その理由は、細菌やウイルスなどを殺すために大量の塩素が入れられているからです。正確なデータは出ていませんが、日本の水道水が世界で最も塩素が入っている水であることは間違いありません。それは日本の水道法という法律が、水道水への細菌類の混入を非常に厳しく規制しているからなのです。

　特に大腸菌への管理は徹底していて、同法によれば「飲料水中に大腸菌群は絶対に検出されてはならない」と決められています。大腸菌がほんのわずかでも入っていたら飲み水として認められないのですから、水道水の管理者が徹底的に大腸菌を殺菌するのは、仕事上、当然といえます。

　しかし、その結果として大量の塩素が水道水に混入され、大腸菌を完全に死滅させる見返りとして、私たちはまずい水道水を飲まされることになってしまったのです。

世界に目を向けても、こんな国はありません。アメリカや欧州の水道水の水質基準は、「飲料水中の大腸菌の混入は、100回検査して5回以内なら許される」というのがほとんどです。

大腸菌は健康にプラスの働きもする

では、なぜこんなことになってしまったのでしょうか。その理由を明らかにするカギは大腸菌にあります。

不思議なことに、日本人は大腸菌を〝毛嫌い〟する傾向が非常に強いといえます。かつて、湘南などの代表的な海水浴場の海水に大腸菌が入っていることがわかり、大騒ぎになったことがありました。もちろん、健康被害に結びつくような高い値の大腸菌が検出されることは問題ですが、それより少量であれば大腸菌が海水に含まれていることなどは、ごく普通のことなのです。しかし、あまりにも大腸菌に対して無知なために、少しでも大腸菌があれば、「うわぁーっ、大腸菌だー」と大騒ぎしてしまいます。

しかし、ほとんどの人は、自分の腸の中にも悪玉菌という大腸菌が棲息し、その中の一定の大腸菌が体にいい働きをしていることを知りません。

腸の中には、ビフィズス菌や乳酸菌などの「善玉菌」と一緒に、ウェルシュなどの「悪玉菌」も棲んでいます。

大腸菌は悪玉菌に分類され、たしかにその量が増え続けると腸内バランスを悪化させ、アンモニアなどの有害物質を排出します。これらが、がんや脳卒中、心筋梗塞を起こす一因になりますから、大量に増えることは避けなければなりません。

その対処法として、善玉菌を増やすために乳酸菌やビフィズス菌の摂取がすすめられているわけですが、悪玉菌を完膚無きまでに叩くのはよくありません。なぜなら、悪という名が付けられてはいるものの、悪玉菌は悪玉菌なりに仕事をしているからです。大腸菌もビタミンを合成する一方、O-157などの病原菌が腸内に定着することを阻む働きをしています。当然、それは体や健康にプラスになる働きなのです。

もちろん体内の大腸菌と水に含まれる大腸菌は同じレベルでは語れません。しかし、日本の水道水が大腸菌を目の敵にし、塩素を大量に入れることによって大腸菌を完全に〝滅却〟した代償は少なくありません。その結果、私たちは大腸菌よりも数段おそろしいものを水道水として体内に取り入れることになってしまったのです。

浄水器がいいか、それともミネラルウォーター？

その正体は、発がん性物質のトリハロメタンです。トリハロメタンは水道水に塩素を入れることで発生しますが、それはがんの発生だけではなく、アトピー性皮膚炎やぜん息などのアレルギー疾患を悪化させます。

がんに関しては、アメリカの環境保護局（ＥＰＡ）の動物実験によってトリハロメタンの発がん性が確認されていますが、ここ数年ではトリハロメタンと流産の関係も指摘されています。98年に読売新聞でも報道されていますが、アメリカのハリス博士らの研究によってトリハロメタンの濃度の濃い水道水を飲んでいる女性に流産の確率の高いことが確認されています。

トリハロメタンを除去する手っ取り早い方法は、浄水器をつけることです。浄水器にもいろいろなタイプがあり、値段も「ピンキリ」ですが、多くの製品が塩素やトリハロメタンを除去できるようになっています。ろ過の方法は活性炭やセラミックスなどこれもいろいろなタイプがあり、最近は超細密な孔から分子量の小さいものだけを通す中空《ちゅうくう》糸膜《しまく》も多くなっています。

健康上の付加価値を売り物にした飲料水の整水器も売場などで目立ってきました。酸性に傾いた体をアルカリ性に変える浄水器や、水にカルシウムを添加させる機能を持った浄水器など、こちらも種類が豊富になっています。

しかし、先ほども述べましたが、健康への効果が確認され、厚生労働省によってその〝お墨付き〟を得たのは、アルカリイオン整水器しか存在しません。当然、その他の浄水器は薬事効果を主張できないのですが、中には効果を誇張した製品も現れているようです。その点も踏まえながら、浄水器や整水器を選ぶことが大切です。

浄水器には値段が手頃なものがありますが、整水器はほとんどが高価で、数十万円する商品もめずらしくありません。したがって、コストパフォーマンスの点からも私はミネラルウォーターをおすすめします。

トータルで考えれば、高価な整水器であってもミネラルウォーターを買い続けるより「お得」かもしれません。しかし、メンテナンスなどを考えると、ペットボトルのミネラルウォーターを購入してもあまり出費は変わらないのではないでしょうか。

ミネラルウォーターにも値段の差はありますが、通販などを上手く利用すれば2リットル入りのボトルが100円前後で買えます。ひと月に30本購入しても、3000円くらいですから「健康・長寿への投資」と考えればリーズナブルだと思います。私などは、むしろこれくらいの値段で生水が買えることに感謝したくなります。

最近は、健康ブームもあってさまざまなサプリメントや健康食品が登場しています。ややオーバーにいえば、日中のテレビコマーシャルのほとんどはこれらの通販です。もちろん、それらの効果を否定するわけではありませんが、それらに月々何千円も出費するより、水にお金をかけたほうが賢い、と私なら考えます。コストパフォーマンスの点からも、生水、ミネラルウォーターはおすすめなのです。

（2）食べ物が栄養になる水選び

灘の「男酒」は硬水、伏見の「女酒」は軟水

健康で長生きをするために、生水の飲用をおすすめしていますが、ミネラルウォーターは飲む効果だけではなく、料理にもさまざまなメリットを発揮します。

日本茶やコーヒーにミネラルウォーターを使うと、安いお茶の葉やコーヒーもおいしくなると言われていますが、料理も水を使い分けることで一段とおいしくなります。食事を楽しみながらストレス解消をはかっていただきたいものです。

まず料理には、硬水と軟水の使い分けをおすすめします。欧州の水の多くはカルシウムやマグネシウムを多く含む硬水で、日本の水はこれらの含有量が少ない軟水です。それぞれの特徴を生かすと、料理は格段においしくなります。

よく、「酒は水で決まる」と言われますが、たしかに水のいい地域には銘酒が数多く誕

生しています。

たとえば「灘の生一本」で知られる灘の酒は、辛口の銘酒として知られていますが、これは日本にはめずらしいカルシウムを多く含む神戸・六甲山の湧き水から作られているからです。硬水で作られた酒は、酵母菌の働きが抑えられキリリとした辛めで、ツウの間では「男酒」と呼ばれます。

しかし、同じ関西地方でも京都の伏見の軟水を使った酒は甘口です。こちらは酵母菌の熟成が進み、やや甘めの「女酒」が生まれます。水が変わっただけで酒の味が大きく変わってしまうのは、水のパワーのなせるワザなのでしょう。

日本食をおいしくする軟水の賢い使い方

地形がなだらかで、雨の多い日本には軟水が多く、それは食にも色濃く反映されています。つまり、**「おふくろの味」や和食には、伝統的に軟水を利用する**ことが多く、軟水の〝まろみ〟によって味が引き立つのです。

日本食の中心はやはりご飯ですが、お米は乾燥した状態から水につけた状態のときに最も水分を吸収します。したがって、少々贅沢ではありますが、**お米を研ぐときは軟水のミネラルウォーター**を使うと、ふっくらと甘みのあるご飯が炊けます。

反対に硬水で炊いてしまうと、カルシウムが米の食物繊維を硬くし、ふっくらと炊き上がりません。

もし、ミネラルウォーターをご飯の研ぎ水として使うことに抵抗があるようでしたら、家族の誕生日など特別な日に試してみてはいかがでしょうか。味の違いに驚くはずです。

だしの味も軟水を使うことでよりいっそう引き立ちます。ミネラルの多い硬水では、鰹節や昆布のうま味成分が溶けにくく、さらにはカルシウムやマグネシウムがうま味成分と結合することで、灰汁《あく》が出やすくなってしまいます。その点、軟水はうま味成分がほどよく抽出され、味全体に丸みのあるおいしさが出ます。**鰹だしを強めにしたいときはミネラル分を多めに、昆布だしを強くしたいときはミネラルの少ない水を選ぶ**と、よりいっそううま味が楽しめるはずです。

古くからある井戸を調べると、関東以東にある井戸水は比較的、硬度が高く、以西の水は硬度が低くなります。

関東がわりと鰹だしを好み、関西は昆布だしが多いのは、水の性質の違いが影響されていると考えられます。食文化にまで関係している水の奥深さを感じますが、このような水の性質を最大限に生かして料理を作れば、ひと味違う食卓になり、リラックス効果も期待できます。

肉料理には硬水、野菜料理には軟水がいい

和食とは反対に、硬水との相性がいいのが洋食です。**パスタやピザをはじめ、洋風の味付けにする料理には全般的に硬水**が合います。**チャーハンやパエリアといった米料理の場合も、硬度が80～120ミリグラム／リットルの硬水を使う**と、お米がパラパラになり、よりいっそう本格的な味が楽しめます。

シチューなどの肉料理にも硬水がマッチしますが、難しいのは和と洋の中間に位置する料理です。たとえば、しゃぶしゃぶなどがその代表になりますが、かつてテレビに出演したとき、こんな「実験」をしたことがあります。

それは前でも出ましたが、みのもんたさんの番組でのことですが、しゃぶしゃぶを軟水と硬水で作り、出演者のみなさんに食べ比べをしてもらったのです。すると、全員が揃っ

て硬水のほうがおいしいと答えたのです。

肉料理は、和風の味付けをする場合でも、硬水のほうが相性がいいようです。肉を加熱すると固くなる成分が出てしまいますが、硬水に多いカルシウムがその成分とくっつき、灰汁として排出されます。それで肉が柔らかくなり、いっそう肉のうま味が際立つと考えられます。

ビーフシチューなどでブロック状の牛肉をじっくり煮込むときなどは、硬度300ミリグラム／リットル程度の「中硬水」を使うのがおすすめです。

先に、「マグナ1800」という水のことを述べましたが、私はこの超硬水を使ってときどきしゃぶしゃぶを作ります。肉はほんとうに軟らかくなり、スープに溶け出した肉汁のうま味はまさに絶品です。

野菜を煮たり、野菜スープを作るときは、軟水を使ったほうが味がよくしみ、野菜も柔らかくなります。ただし、**根菜をじっくり煮込む場合は灰汁を防止するために、硬水**を使うという選択肢もあります。

このあたりは硬軟を使い分け、味を比べて自分なりの〝料理水〟を見つけてみてはいかがでしょう。

酸味のコーヒーは中硬水、苦味のものは硬水

水はまた、お茶やコーヒーなどにも絶妙なひと味をプラスします。まず日本茶ですが、**日本茶には水の硬度が高くなると、うま味が減少する性質がありますから、軟水**がよく合います。軟水の多い土壌で育まれた日本の茶葉には、やはり「日本の生水」が最もいい味を出します。

紅茶や中国茶は、うま味よりも香りを楽しむお茶ですから、やや硬度の高い硬水との相性がいいようです。ただし、紅茶も中国茶も種類が豊富ですから、個々のお茶に合った水を選んだほうが、よりおいしく飲めます。

たとえば、**紅茶でも渋みの強いアッサムは硬度の高い水**でいれると、渋みが適度に緩和されまろやかな味が出来上がり、**ダージリンは硬度がやや低い水**のほうが本来の味が出やすくなります。お茶もいろいろと水を試しながら、自分なりの水とお茶の組み合わせを見つければおいしさはさらに広がるのではないでしょうか。

コーヒーに合うのは中硬水から硬水というのが一般的ですが、コーヒーの粉が活性炭に

お茶やコーヒーをおいしく飲む水

種　類	硬　度
日本茶	軟水（硬度50mg／L程度）
紅　茶	軟水～中硬水（硬度50～100mg／L程度）
中国茶	軟水～中硬水（硬度50～100mg／L程度）
コーヒー	・マイルドな苦みとやや強い酸味を好む場合 中硬水（硬度100mg／L程度）
	・苦みと香りを強くしたい場合 硬水（硬度300mg／L程度）

似た働きをするため、お茶ほど水の影響は大きくないと言えます。とはいえ、コーヒー通の中には、「コーヒーの豆は少々値段が安くても、水はミネラルウォーターを使ったほうが絶対においしいコーヒーがいれられる」

と言う人もいますから、このあたりの味の感じ方には個人差もあるのかもしれません。

酸味の強い味を好む人は、コーヒー豆の焙煎を軽くするそうですが、**そういう人には中硬水**がおすすめです。**逆に苦みを強くしたい場合は、マグネシウムの多い硬水**を使うと、よりいっそう苦みや渋みが強くなります。

水の性質を上手く利用すれば、お茶やコーヒーもひと味違った楽しみができるはずです。ぜひ、お試しください。

（3）長寿遺伝子を活発にする「運動」と「水」の関係

運動はじんわり汗をかく程度で

前で述べたように、誰もが体の細胞内に「長寿遺伝子」を持っています。ただし、残念なことにこの遺伝子はふだん眠っているような状態で働いていません。〝能ある鷹は爪を隠す〟とは少々意味合いが違うかもしれませんが、いずれにしても優秀かつ貴重な遺伝子を眠らせておくのはじつにもったいない話です。

眠っている長寿遺伝子ですが、それを起こすことはさほど難しくはありません。ちょっとしたスイッチを「ＯＮ」にするだけで、長寿遺伝子は目覚め、動き出す性質を持っています。根っからの怠け者ではないわけですが、最も手っ取り早い方法は運動のスイッチを押すことだと考えられています。運動で筋肉が弛緩・収縮することによって、長寿遺伝子は活性化するのです。

運動は、生活習慣病を予防し、長寿をもたらす上で欠かせない習慣の一つで、心身のリラックス効果も期待できます。しかし、「どうしても続かない」と悩む人が少なくありません。一念発起して、ジョギングウエアやシューズを新調したり、スポーツジムに新たに入会したりしても、結局無駄になってしまうケースも多いようです。

「継続は力なり」と言いますが、逆に言えば何事も継続することが難しいからこそ、このような教訓があるとも考えられます。

しかし、うれしいことに、長寿遺伝子のスイッチを入れるには本格的な運動、激しい運動は必要ではありません。むしろ、じんわりと汗をかく程度の運動のほうがスイッチが入りやすいのです。「運動」と身構えず、日常生活の中で意識的に体を動かすことを心がける、と考えればいいのではないでしょうか。

「インターバル・ウオーキング」のすすめ

具体的な運動法としては「インターバル・ウオーキング」がおすすめです。これはウオーキングに強弱をつける方法で、たとえば**5分間はゆっくり歩き、次の5分間はその1・**

5倍くらいの速さで歩きます。

こうして**20分から30分間くらい歩くのが目安**ですが、インターバルの時間やスピードは、歩く人の年齢や体力などによって変えてかまいません。体が少し重かったり、気分が乗らないときは全体の時間を短くしてもいいのですが、こうしてメリハリを付けた歩き方をすると長寿遺伝子にスイッチが入りやすくなります。

イメージとしてはウオーキングよりは体への負荷が大きく、ジョギングほどではない、といった運動法です。したがって、改めて「運動をするぞ」と意気込む必要もありません。通勤時や帰宅時に、ひと駅手前で下車して歩いている人がいますが、このようなときにこの「インターバル・ウオーキング」をするだけで、長寿遺伝子が元気になるのですから、こんないい話はありません。買い物などに行くときに「インターバル・ウオーキング」を習慣化すれば、リラックス効果とともに「長寿遺伝子の貯金箱」が膨らむはずです。

運動時の水分補給のポイント

「インターバル・ウオーキング」に限らず、運動をするときには、よりいっそう水分補給が重要になってきます。運動をすることで新陳代謝が高まり汗をかくことは、健康にも非常にプラスなのですが、その放出分をしっかり補っておかないと、脱水症状を起こしかねません。その予防として、水分摂取は絶対に欠かせません。

運動時の水分補給のポイントはまず、**運動前にコップ1杯のアルカリ性のミネラルウォーターを飲むこと**です。運動時には汗で水分が排出されるため、血液のドロドロ化が起こりかねません。それを予防するために、あらかじめ水分を摂取しておく必要があります。同時に運動中は体内の細胞が上昇した体温の熱などで燃やされ、酸性に傾きやすくなります。その予防のためにもアルカリ性の水が効果的です。

運動中も水分を摂ることが大切ですが、その種類や量は運動の中身によって異なってきます。「**インターバル・ウオーキング」を20分から30分程度行う場合は、のどの渇きを感じる前に、少しずつアルカリ性のミネラルウォーターを補給**します。したがって、水の入ったペットボトルなどは必須アイテムとなります。

たまには、しっかりと汗をかくために**ジョギングを1時間くらいすることになったら、ミネラルウォーターよりもスポーツドリンクがおすすめ**です。

汗を多くかくときに、失われるのは水分だけではありません。汗と一緒にナトリウム、カルシウム、マグネシウム、カリウムなどのミネラル分も放出されます。これらの成分を補給しないと、脱水症状を起こし、気温が高いケースでは熱中症を引き起こしかねません。脱水症状は、文字だと水だけが失われた状態に見えますが、実際は水分とともに多量のミネラル分が排出されることで起こります。一般的には頭痛や吐き気をもよおし、体温も上昇します。そして、汗をどんどんかくのに体温が下がらず、40度前後にまで達すると、熱中症の危険ゾーンに達してしまいます。

こういう場合に、水分だけを摂取しても状態は改善しません。それどころか、水分によって体内の塩分濃度が薄まり、かえって細胞内の脱水が進んでしまいます。したがって、脱水症状や熱中症を前の段階で予防するためには、汗をたくさんかく前にミネラル分の入ったスポーツドリンクを飲んでおくことが必要なのです。

運動後の水分補給で忘れてはいけないこと

ミネラルウォーターほどではありませんが、スポーツドリンクにもいろいろな種類があります。大切なのは使う前に成分表をしっかりチェックし、自分の体調や用途別に選ぶことです。最近はダイエット志向の影響なのか、カロリーオフのスポーツドリンクも増えていますが、このタイプはミネラル分の含有量が少な目ですから**やや強めの運動をするときは、ミネラル分がきちんと入ったスポーツドリンク**を選びたいものです。

運動中の水分摂取は〝がぶ飲み〟にも注意が必要になります。特に汗をたくさんかいたときは、思わずぐいぐいと水分を飲みたくなるものですが、大量の水分を急激に体内に入れると、お腹がぽちゃぽちゃした状態になり、腹痛を起こすこともあります。**運動中は、のどの渇きを覚える前に、少しずつ飲むこと**が大切です。

運動後の水分補給も忘れてはいけません。私はときどき炭酸水を飲むようにしています。炭酸水は、疲労の一因となる乳酸を分解する働きがありますから、ゴルフをしているときも私は飲むことがあります。ゴルフといえば、ハーフのラウンドを終えた後、クラブハウスで昼食と一緒にビールを飲む光景をよく目にしますが、ビールには利尿作用がありますから脱水症状を招きかねません。汗をかいた後の冷たいビールは格別ですが、特に真夏のゴルフなどでは熱中症の危険性が増しますから、避けたほうが賢明です。

運動などで汗をかいた後はスポーツドリンクや炭酸水で水分を補給し、アルコールはその後で楽しむ、という習慣が脱水症状の防止につながるのです。

（4）ストレスでイライラした心を和ませる水の力

1杯の水が気分を落ち着かせる

エレクトロニクスやコンピュータなどの先端技術の発展は、私たちに便利さや快適性をもたらす一方で、さまざまなストレスを起こす一因にもなっています。最近は携帯電話やスマートフォン、パソコンがすっかり生活に密着していますが、皮肉なことにそれら便利グッズが、逆に私たちのストレスを高めている原因にもなっているようです。

ストレスや極度の緊張は、自律神経のバランスを崩し、さまざまな病気の引き金になるわけですが、こういった〝イライラ症状〟にも水が効果を発揮します。

話は少しそれますが、講演会などを行う演台にはよく水差しが置かれています。気の利いたところでは、見た目にも値の張りそうな江戸切り子の水差しが置かれているケースもありますが、水が用意されているのは単に講演者ののどを潤すだけではないと思われます。

私も講演は何度もした経験がありますが、たとえ少人数の講演でも緊張するものです。しかも、話がうまく進み、聴衆の反応がよければ気分良く話ができますが、反対に聴衆がつまらなそうな顔をしたり、興味がなさそうだったりしたら、冷や汗の一つも出てきます。話に詰まり、演台の前で当惑してしまった気の毒な講演者を見たこともあります。

こんなときに、ごくっと1杯の水を飲むと気分が落ち着きます。水には緊張で渇いたのどを潤すとともに、心身をリラックスさせる効用もあります。

もともと、水には自律神経を整える調整作用がありますから、このような緊張時にはカルシウムの多いアルカリ性のミネラルウォーターを飲めばさらに効果は増します。もし、**緊張するような場面が控えていたら、当日の朝か午前のうちに、アルカリ性のミネラルウォーターを**飲んでおけば、精神的な不安感を緩和させてくれます。

こんな水の活用法もある

飛行機嫌いの人の中には、飛行機に乗る前は不安で眠れないことが多いようです。こういう人にも、心を落ち着かせるアルカリ性のミネラルウォーターがおすすめなのですが、私の場合は同じ飛行機でも、エコノミークラス症候群（静脈血栓塞栓症）を予防するために水を活用しています。

エコノミー性症候群は、飛行機のエコノミークラスのような狭いところに長時間、座っていることで起こる症状です。もちろん、飛行機の中だけではなく、電車やバスの中、あるいはオフィスでも長時間、座りっぱなしだと起こる可能性があります。

長い時間、ほぼ同じ姿勢で座っていると、足の血流が悪化し、さらに水分の不足が加わると血液の状態は大幅に低下します。濃度が一気に高まり、ドロドロ状になった血液には血栓という血の塊ができ、静脈を詰まらせます。これが「深部静脈血栓症」です。

一方、この血栓がシートから立ったりしたときに飛び、それが肺で詰まってしまうこともあります。これが「肺血栓塞栓症」で、この二つを合わせてエコノミークラス症候群というのですが、ときに生命をも奪いかねない非常に怖い病気です。

予防には、適度に体を動かすとともに、水分摂取も重要になってきます。水分といってもビールは避けるほうが賢明です。機内では、ビールをたっぷり飲んだのか、真っ赤な顔をした「紳士」をよく見かけますが、ビールは利尿作用が非常に強いのでエコノミークラス症候群の危険性を高めます。

したがって、**ビールも含めアルコールを機内で飲んだ場合は、必ず水を飲むことが大切です。中硬水と炭酸水がおすすめ**で、特に炭酸水には血流をよくさせる働きがあります。機内では「最後のシメ」には水をお忘れなく。

「おいしいー」と感じる水が一番だ

ストレスを解消するための水の飲み方を紹介してきましたが、自省を込めて述べると、あまり細かいことを言い過ぎて、かえって読者の方のストレスをためていないだろうか、という危惧の念もあります。

しかし、水にはさまざまな〝顔〟があり、健康・長寿を実現させるには水のことをいろいろな角度で知っていただきたい、という私なりの熱い思いは理解していただけたと思います。まず何よりも、それぞれのタイプの症状や体質、改善ポイントに合った水を選び、その水を飲む習慣をつけることが大切です。

しかも、ずっと述べてきたようにミネラルウォーターを飲むことが重要なわけですが、軟水や硬水、アルカリ性イオン水や炭酸水など、どれを選んでいいかわからない、という向きには、まずはいろいろな水を飲んでいただきたいと思います。

ミネラルウォーターを飲み続けるとわかりますが、水にはそれぞれしっかり味がありま す。たとえラベルに表示されているミネラルやpH値が同じであっても、まろやかな甘みを感じさせる水がある一方で、少し酸味さえ感じさせるようなインパクトの強い水もありま す。

最初は、自分の好みがなかなかわかりずらいと思いますが、まずは何の先入観も持たずに、素直な気持ちで「おいしいー」と感じ、体にすーっとしみ込むような水をしばらく飲むようにします。

それがずっとおいしく感じられるのなら、飲み続けてもかまいません。しかし、少し飽きてきたり、あるいは体調の変化によっておいしくなってきたりしたら、違う水を探すことが大切です。おいしいと感じない、あるいは体調に合わないような感じの水をいつまでもお金を払って飲み続ける必要はありません。

水を変えるときは、前に飲んでいたボトルのラベルに表示されているミネラルなどの成分をしっかり確認することが大切です。それを参考にして、たとえばカルシウム量の少ない水に変えてみたり、思いきって硬水から軟水に切り換えたりしてみましょう。

水の味には慣れがありますから、たとえば軟水を飲んでいた人が硬水に変えると、苦みを感じる場合があります。その苦みが気にならないようであれば、硬水が合っているのであって、もしいつまでも苦みが慣れないようなら、その人は硬水よりも軟水を飲んだほうがいいのです。これらのことを参考に、ミネラルウォーターを毎日2リットル飲む生活を続けていただきたいと思います。

おいしい水に変えるこんな方法

水のことをいろいろな人と話すことが多いのですが、中にはミネラルウォーターを購入することに抵抗を感じている人もいます。昔から、日本人は「安全と水はただ」と考えがちで、たしかに日本の昔の井戸水は水質がよく、水道水も一定のレベルで安全性が保たれていたために、お金を出して水を飲むことが納得できない人がいるようです。

私も、飲料水としてミネラルウォーターをすすめていますが、食事を含め、体に入るすべての水をミネラルウォーターで賄《まかな》うのは、非経済的かなと思います。料理などの一部には浄水器や整水器を使えばいいという声がありますが、整水器の一部はかなり高価で、庶民がおいそれとは手の出せない商品もあります。

そこで、**水道水の塩素を取り除き、水をおいしく変える方法**をご紹介したいと思います。**用意するのは木炭とガーゼだけ**でOKです。**1リットルに対して、こぶし大の木炭1個をガーゼで包み、7時間ほど漬ければこれで出来上がり**。作る、というよりはただ木炭を入れるだけの作業ですが、これで感心してしまうほどおいしい水に変わります。

木炭の強力な脱臭作用が塩素の臭いや雑味を消し、まろやかな水に変えてくれます。塩素は、広口の容器に水道水を入れ、ふたをしないで半日くらい置いておくだけでも臭いが取れ、塩素自体も抜けてしまいます。しかし、木炭を入れたほうがより短時間においしい水ができますから、やはり「木炭入り」のほうが効果的です。

もっとおいしくする陶器の秘密

さらにこの水をおいしく飲むためには、温度管理が必要になります。人の味覚は温度と深く関係していて、同じ食べ物でも温度の違いによって、うまさの感じ方が異なってきます。たとえば、暑い日に同じスイカを食べても適度に冷えているスイカと、生ぬるいスイ

おいしい水、その温度の目安

	夏	冬
軟　水	7 〜 12 度	15 〜 18 度
硬　水	7 〜 10 度	12 〜 15 度
炭酸水	年間・7 〜 12 度	

カではおいしさがまるで違ってきますが、それは水でも同じです。

人が最も甘みを感じる温度は、体温（約36度）と同じくらいですが、水の場合はいくらなんでもこんなに高くては生ぬるくておいしくありません。水の自然の甘みやおいしさを感じやすい温度は15〜17度くらいといわれていますが、好みの水の温度は個人差が大きく、より冷たい水を好む人も多いかもしれません。

いずれにしても、水はある程度冷やさないとおいしく飲めませんが、冷蔵庫に入れたままだと冷えすぎて、少し時間がたつとすぐ5、6度にまで下がってしまいます。これでは冷えすぎて、水のうま味が薄れてしまいますから、冷蔵庫に入れておく時間の調整が必要になります。

自然な冷たさを求めるのなら、陶器の水差しがおすすめです。私はこれまでに、おいしい水を求めて70カ国くらい行っていますが、陶器に入っている水をひんやりとおいしく感じたことがたびたびありました。その秘密は陶器にあります。

もちろん目には見えませんが、陶器には微小の孔がたくさん開いていて、内部の水が非常にゆっくりと蒸発します。このときに気化熱が発生することで陶器が冷やされ、中の水も適度に冷たくなるのです。

真夏の日本ではさすがに無理がありますが、それ以外の季節であればひんやりした水が味わえます。

陶器に入れておく時間は、一晩で十分ですから、就寝前に陶器に水を入れておけば、翌朝には少し冷えた水が飲めます。特に、胃腸があまり丈夫でなく、冷たい水が合わない人は試してみてください。

4章

ダイエット・美肌を保つ・冷えをとる

水を飲むことでダイエットが可能になり、スリムで美しい体を維持できる、透き通ったような美肌になる、ということが明らかになっています。「水を飲むだけで？」と疑問を持つ人がいるかもしれませんが、美容に詳しい人の間では「水でキレイになる、体が若返る」はもはや常識です。では、実際にどんな水の飲み方をしたらいいのか、詳しく説明していきましょう。

（1）むくみをとる水ダイエットは逆効果

「むくみ」と「肥満」を誤解している人たち

何歳になっても人間は美しくありたいものです。それはけっして女性だけの願いではなく、男性だって〝薄汚れた年寄り〟にはなりたくありません。かなうことならば、うら若き女性から「あの男性、歳より若く見えるし、素敵よね」と言われたいと思っているし、女性はその思いがより強いのではないでしょうか。男女を問わず、人間は幾つになっても若くありたい、美しく見られたいと思う「生き物」なのです。そして、その願いが若さや健康を維持し、ひいては長寿をもたらすといえます。

そんな美を求める人にとって、最大の敵は肥満しかあり得ません。最近の若い人は、みなスリムで、特に女性は「マッチ棒」のように細い子が、渋谷あたりにはたくさんいます。見た目には、どこも太っているようには見えない女性たちが「やせたい」「ダイエットしたい」と夢中になっているのは不思議な気がしますが、ダイエットはブームというより、すでに生活の一部として定着している観さえあります。

最近も、骨盤を矯正することでダイエットがもたらされる、という本がベストセラーになっていましたが、さまざまなダイエット情報が各メディアに登場し、中には眉にツバをしたくなるようなダイエット法も横行しているようです。

ダイエットをする側も、間違った情報に踊らされている傾向が否めません。そのようなダイエット情報の一つに、「水太り」があります。きっと多くの人が、こんな話を聞いているはずです。

「私、水でも太る体質だから……」

「水分の摂りすぎで水太りなんですよ。でも大丈夫、ちょっと水を減らすと戻るんです」

そんなものか、と体のことを知らない人は納得してしまうかもしれませんが、水太りなどという現象は絶対に存在しません。

厳密に考えると、水太りには二つの意味があります。一つは水を飲んで太った、体重が増えた、という意味です。もう一つは、水か何か原因はわからないが、体に水がたまったような状態で、それで体重が増えている、という意味です。しかし、少し考えれば、二つとも何の根拠もないことがわかります。

まず、水はカロリーがゼロですから、水で太るということはあり得ません。水分を多く摂れば、水分が体内に蓄えられ瞬間的に体重が増えることは考えられますが、それはすぐに汗や尿として排出されるので、太ることにはならないのです。もちろん水が脂肪に変わったりすることもありません。

二つ目の水のたまった状態は、むくみであり、これも肥満とは性質が異なります。何らかの原因で細胞の代謝が悪くなり、本来ならば汗や尿として排出される水分が体内にたまり、顔や手などにむくみが発生しているのです。したがって、外見ではむくみから太って見えることもありますが、その実態は肥満ではあり得ません。

多くの女性は、このむくみを肥満と同列に並べ、「むくみをなくしたい」と「やせたい」を混同しているフシがあります。なぜなら、やせる方法の一つとして食べ物を減らすように、つまりダイエットするように、むくみに対しては水分の摂取を減らそうとする人が多いからです。

しかし、これは間違った行為であり、逆効果を招きます。水の摂取量を減らせば、体内の水分量は減少し、危険を察知した脳は汗や尿を出さないように指令を出します。当然、体内には余分な水が増え、新陳代謝が悪化するために、よけいむくみがひどくなります。

体のむくみが気になるときは、意識してミネラルウォーターを飲み、新陳代謝を高めることで発汗作用や利尿作用を活発にさせることが大切です。簡単に言えば、水を多めに飲み、どんどん汗や尿の量を増やせば、体内に滞留していた余分な水も放出され、すっきりした顔や体が取り戻せるのです。新陳代謝が高まると、糖や脂肪の燃焼効率もアップしますから、真のダイエットも可能になります。まさに一石二鳥ではないでしょうか。

筋肉の水分量は75~80%に達しますが、脂肪はわずかに10~30%にしか過ぎません。つまり、筋肉量の多い人は水分量も多く、体内や肌がみずみずしく保たれているのです。反対に筋肉量が少なく、脂肪の多い人は水分量が少なく肌もかさついています。水太りを気にせず、たっぷり水を飲み、余分な水を出すことがダイエットにつながることを再確認すべきなのです。

真の太る原因は何か

水太りは存在しない、ということを理解していただいた上で、水を飲んでどのようにダイエットを進めたらいいのか、これをご説明していきましょう。

ダイエット法は星の数ほどある、と言ったら大げさに聞こえるかもしれませんが、これまでマスコミなどをにぎわしたダイエット法はいったい幾つになるのでしょうか。「りんごダイエット」「バナナダイエット」「ゆで玉子ダイエット」など、食品だけでも気の遠くなるような数になります。さらにサプリメントや漢方薬、運動にヨガ、瞑想法などを加えれば、ほんとに星の数でも足らないかもしれません。

そんな、あまたのダイエットを経験してきた人は、水でやせることが信じられないと思います。

「水でやせられるのなら誰も苦労しないわ。ダイエットはそんな簡単なことではないから、いろいろな方法が次から次へと開発されるのよ。きれいに、しかも短時間でやせられるのなら、大金を払う人もたくさんいますよ。それが水を飲むだけだなんて……」

と怒り出す人がいるかもしれませんが、間違いなく水でダイエットすることは十分に可能なことなのです。

まず、太るメカニズムを考えてみましょう。と言ってもこれはごく簡単なことで、消費カロリーから摂取カロリーを引いて、赤字にならなければ、太ることはありません。つまり、食べ物を消化する量よりも食べる量のほうが多くなければ太らないし、余分な脂肪に悩むことはないのです。

数式で表すと、(1日の消費総カロリー数)―(1日の摂取総カロリー数)がプラスで、これが何日も続くと必ず体重は増えます。

肥満やダイエットに関連する話には、じつに不可思議な言葉が横行することがよくあります。先の水太りもそうですが、食べ過ぎではないのに下半身だけが太るとか、顔だけがデブになる、というような言い方もされます。

たしかに、部分的に脂肪のつくことはあり得ることですが、食べ過ぎていないのに太る、脂肪が付きすぎるというのは間違いです。

太っている人は、自分が気づかなくても(あるいは気づきたくないけど?)太るに値するだけの量を日常的に食べているし、それがやめられないからダイエットができないのです。単純に言えばそれだけのことです。

要は、日常的な活動をするために必要とする以上のカロリーを摂っているから太るのであって、それをやめればやせられます。標準的な体重を維持できます。食べ物がどうとか、運動がどうとか、針やお灸がどうとか、極論すればそんなことはダイエットとは関係ありません。それは二の次、三の次のことであって、つまりは食べ過ぎない、ただこの一点だけでダイエットは成功するのです。

しかし、こう言ってしまうと、またお怒りを買うかもしれません。

「そんなことはわかっているの。食欲が抑えられないから苦労しているんです。おいしい物、大好きな物を目の前にして、どうやってガマンするのですか」

と。しかし、これが水を習慣的に使うことによって、いとも簡単にできてしまうのです。

（2）水飲みダイエットに効果的な水

空腹感を抑える秘密は水にあった

空腹感や食欲を覚える理由はいくつか考えられます。食欲は、体だけではなく脳でも感じますから、たとえ体は食欲がなくても脳が強く感じてしまうこともあります。お腹は満ち足りているのに、目の前に大好物を出されたら、つい手が出てしまうのはそのためです。

しかし、医学的には、血液中のブドウ糖の濃度が低下するために空腹感を覚えると見られています。ブドウ糖の量が少なくなると、脳の摂食中枢が刺激され、それによって空腹感が強くなり食欲が増大するわけです。

要するに、脳に送られる信号によって食欲が起きるのですから、その信号を変えてやれば食欲は抑制できることになります。

では、どうすれば信号を変えられるのか――その役目を見事に果たすのが水なのです。

食物が体内に入ると、胃では一斉に胃酸が分泌され食物の消化・吸収が始まります。そして、満腹感を覚えると胃の中の酸性度は一気に低下します。食物を消化する胃酸が不要になったため、酸性値が減少するわけです。

水を飲むと、これと同じような現象が胃で起きます。水によって酸性が薄められ、それが脳に「満腹信号」として伝えられるのです。つまり、定期的に水を飲むことによって、脳は間違った満腹感を覚えやすくなり、食欲も減退するわけですが、さらに飲んだ水によってエネルギー代謝が活発になり、それがダイエットにつながることも明らかになっています。

このように説明しても〝ダイエット困難者〟はまた、

「水でなんてお腹いっぱいにならないし、代謝が活発になる話も聞いたことがない。水で脂肪が燃やせるの?」

と反発するかもしれません。しかし、「水飲みダイエット」は科学的に実証されています。それはドイツ栄養研究所のM・ボッシュマン博士の研究で明らかになったのですが、博士らは健康で標準的な体重の男女14人を対象に、水を0・5リットル飲むとエネルギー代謝にどんな変化が現れるかを観察しました。

その結果、性別を問わず、消費カロリーは飲水後に30％高まり、その効果は10～40分後にピークに達することがわかったのです。

もしも、1・5リットルの水を毎日飲むと、消費エネルギーは約1万7400キロカロリーのエネルギーが消費されることになります。これは約2・4キログラムの脂肪組織のエネルギー量に相当します。水を飲むだけで、間違いなく消費カロリー数が増え、消費される脂肪の量も増えているのです。

カルシウムは〝脂肪キラー〟

ダイエットに関して、私が特に危惧するのはダイエットの〝二次災害〟です。ダイエット法の中には、特定の食べ物を集中的に摂ったり、過酷とも思えるような食事制限をする方法もあります。また、運動法でも激しい動きによって膝や腰などに負担を与え、中には関節を痛めて病院通いを強いられるケースもあります。このような健康被害が起きてしまったら、ダイエットをする意味も霧散してしまいます。

その点、水飲みダイエットにはそういう心配がまったくありません。健康被害どころか、水を飲むことで健康度がアップしながらダイエットも可能なのですから、ダイエット法としては最高ではないでしょうか。

また、費用の面でも他のダイエット法の中には、目的達成までに数万円や数十万円の費用がかかるケースもありますが、水飲みダイエットはコスト的にもお得なのですから、まさに「いいとこ取り」と言えます。

この**水飲みダイエットの効果をさらに高めるためには、硬度が1000ミリグラム／リットル以上の超硬水**が最適です。ダイエットに関心の高い人であれば、「スリムウォーター」という名前を聞いたことがあると思いますが、ヨーロッパでは超硬水をこう呼んでいます。

いかにもやせそうなネーミングですが、**代表的な超硬水に「コントレックス」**があり、日本でも広く愛飲されています。硬度が約1468ミリグラムもある〝正真正銘〟の超硬水ですから、ダイエット効果はかなり期待できます。

ミネラルウォーターの場合、ダイエット効果は含まれるカルシウムとマグネシウムの量で決まる、と言っても過言ではありません。

ダイエットを成功させるためには新陳代謝を高め、内臓の働きを活発にすることが必要になりますが、カルシウムにはまず内臓を活性化する働きがあります。腸の収縮運動を盛んにし、腸内にたまった脂肪を便とともに排出したり、脂肪燃焼を促進したりする一方、脂肪吸収を制御する効果も指摘されています。カルシウムをしっかり摂れば、体脂肪が減るという研究結果も出ているほどですから、まさに〝脂肪キラー〟と言いたくなるほど、ダイエットには欠かせないミネラルなのです。

カルシウムといえば牛乳や小魚を思い浮かべる人が多いと思います。成長期の子どもに牛乳や小魚を多く与えるお母さん方も大勢います。しかし、これらのカルシウムの摂取率は意外なほど低いのです。牛乳を飲んでも、牛乳に含まれているカルシウムが体内に吸収されるのは約40％、小魚も約30％、野菜にいたっては約20％しか体内に入ってきません。これではせっかく食べても、肝心な栄養が口に入らないのと同じです。

その点、ミネラルウォーターに含まれるカルシウムはイオン化されているので粒子が細かく、１００％体内に吸収されます。飲めば飲んだだけ〝身になる〟のですから、こんなに効率的な「ダイエット飲料」はほかにありません。

カルシウムにはダイエット中に起こりやすいイライラを沈静させる効果もあり、ダイエットには絶対欠かせない栄養素です。それが１００％吸収できるミネラルウォーターがいかにダイエットに適しているか、おわかりいただけると思います。

リバウンドを防止するマグネシウムの力

もうひとつのミネラルのマグネシウムには、便の中に腸内の水分を吸収させ、便をやわらかくする効果があります。ダイエットの大敵となる便秘解消に最適ですが、同時に腸の中にたまった老廃物も排出してくれます。

便秘の治療のために病院へ行くと、ほとんどの場合「酸化マグネシウム」の入った薬を処方されます。マグネシウムは下剤としても使われるほど、便秘に効果があります。腸に吸収するだけの水分がなかったら、便はやわらかくなりません。その水分を補給する意味でもミネラルウォーターの摂取が重要になってくるわけです。

ダイエット法には、さまざまな種類がありますが、メインはやはり食事を中心としたダイエットだと思われます。中には和食中心のメニューで食物繊維を豊富に摂ることをすすめる〝まっとうなダイエット法〟から、1品だけを食べ続けるような〝過激なダイエット法〟までいろいろあります。

偏った食事法によるダイエットを続けていると、必ずミネラル不足が生じます。ミネラルは、体を維持するために必須の栄養素ですから、体は猛烈な勢いでそれを求めようとします。その結果、起こるのだがリバウンドです。

リバウンドは単に、食欲が抑えられない状況だと思われがちですが、体内では深刻なミネラル不足が起こっていて、それを解消するために体がミネラルを求め、食の暴走が起こるという一面もあります。その点、超硬水などのミネラルウォーターを飲んでいれば、マグネシウムも豊富に摂取でき、リバウンドを起こす心配もありません。

超硬水がさらにおすすめなのは、サルフェートの入っている商品が多いからです。サルフェートは温泉に含まれる成分の一つで、体内の老廃物を排出する働きがあります。そのため、脳梗塞や心筋梗塞の予防にも向いているのですが、新陳代謝を高め、脂肪を燃やすダイエット効果も大いに期待できます。便秘の解消や利尿作用にも有効なので、**サルフェート入りの水を選ぶことも賢い選択**です。

肥満の原因が摂取カロリーの多さにあることをすでに述べましたが、肥満は食べ物の種類にも大きく影響を受けます。太っている人や肥満気味の人の多くは、ご飯やパン、麺類などの炭水化物を非常に好みます。さらに甘い物に目がなく、満腹と言いながら「デザートは別腹」とケーキをペロリと平らげてしまいます。

だいたい、肥満の人は好き嫌いがあまりなく、肉や魚、玉子、チーズなどもよく食べます。これらの食品は「酸性食品」に分類され、食べ過ぎると体は酸性に傾いてしまいます。すると、血流が悪化し、体内の新陳代謝が低下するのですが、こうなると脂肪が非常にたまりやすい状態になります。肥満の人は、つねに自分の食べ方によって肥満を作り上げているのです。

この対策としては、野菜、果物、海藻類、キノコ類などのアルカリ性食品を多く摂ることが必要になりますが、アルカリ性のミネラルウォーターを飲むことによって、酸性体質をアルカリ性体質に変えることもできます。また肉食大好きな人も、アルカリ性の高いミネラルウォーターを飲むことが効果的です。

ダイエット効果をさらに高める飲み方がある

ダイエットにはミネラルの多い硬水を選ぶこと、さらに効果を上げるためには超硬水やサルフェート入りのミネラルウォーターが最適であることを述べてきましたが、これらの水の飲み方も重要になってきます。ただ、がぶがぶと飲んでいても「宝の持ち腐れ」になってしまうだけです。

ミネラルウォーターのダイエット効果をよりいっそう高めるためにも、正しい飲み方をぜひマスターしていただきたいと思います。

まず、ダイエットを目的とした場合、**量は多めに**なります。通常はミネラルウォーターを1・5～2リットル飲むようにおすすめしていますが、**目標は2・5リットル**。汗をかく**夏場は3リットルが目標**になります。**朝起きてコップ1杯、飲めそうなときは、あと半分か1杯**増やしてもかまいません。**昼食と夕食の前も欠かさずに、これもコップ1杯以上。間食をしたくなったときも1杯飲む**と、間食の量が減らせます。

あとのルーティンは、**入浴の前後と就寝前**になりますが、それ以外はとにかくのどの渇きを覚えたときは当然ですが、ちょっと時間が空いたらコップ1杯飲むようにします。ひと息入れたいときなどに、ミネラルウォーターを飲めば「ああ、この1杯でやせられる」という思いが伝わり、さらに精神的なダイエット効果も高まります。

同じ意味で、**一気飲みをするのではなく**「このひと口が、脂肪を燃やすんだ」と思いながら、**ちびちび飲むこと**がおすすめです。これが効く、と感じながら食べたり飲んだりすることがダイエットを続ける原動力になりますが、ミネラルウォーターにはダイエット効果以外にも、健康や美容にも大いに有効です。そう思いながら飲み続ければ、ますます効果はアップするはずです。

水飲みダイエットを長続きさせるコツ

水の温度も重要になってきます。ふだん飲む水もややひんやりした温度がおいしく感じられますが、ダイエットの場合はより低めの温度が必要になります。季節にもよりますが10度くらいまで冷やした水が効果的です。

先にドイツ栄養研究所のM・ボッシュマン博士のことを紹介しましたが、博士の水の温度に関する研究によって、37度の温水よりも22度のほうがカロリー摂取を抑えることが明らかになっています。低い温度の水が入ると、体はその温度を体温と同じくらいにまで上げようとします。そのときにエネルギーが必要になり、その分、多くのカロリーが消費されるのです。

「ダイエットにはミネラルウォーターを飲んで」

とアドバイスをすると、中には水は味が同じなので飽きてしまう、という人がいます。よく飲み比べればミネラルウォーターの味の違いがわかるはずなのですが、**味に変化を求めたいときは、朝と夜は軟水を飲み、日中は硬水を選ぶようにする**と、味わいが変わり、これが水飲みダイエットを長続きさせる場合があります。**疲れたときは炭酸水**を飲み、体をシャキッとさせる飲み方もあります。自分なりの水飲みダイエット法を見つけ、水できれいにやせていただきたいと思います。

（3）美肌を保つ水の秘密

ヒアルロン酸は水を貯蔵する

美しさを求める女性たちの「執念」に限りはありません。「肌を美しくする」「肌年齢を若返らせる」という宣伝文句に敏感に反応し、一度流行に火がつくと、それはまるですべての日本女性に広がったかのように大ブームを起こします。

数年前からは、コラーゲンとヒアルロン酸が大ブームになりました。「高品質のコラーゲン配合」「ヒアルロン酸をたっぷり」といった宣伝コピーがメディアにあふれ、美肌ブームが到来したのです。多くの女性たちは「美肌化粧品」を買い求め、さらには美肌効果を強調した食品もブームになりました。

「コラーゲンたっぷり」で知られた「もつ鍋」を囲む女性たちが増えたのも美肌ブームの影響なのでしょう。コラーゲンとヒアルロン酸を含んでいる化粧品は売り上げを大きく伸ばしました。テレビの通販番組でも「コラーゲン」「ヒアルロン酸」の言葉を聞くことが増えたのですが、さてその実態となると、使っている女性たちの多くはそれを詳しくは知らないのかもしれません。

コラーゲンは細胞同士を結びつけている結合組織で、これが細胞間物質の骨格を形成しています。骨の他に皮、腱などに含まれ、繊維状で水に溶けにくい性質があります。骨格などの内部を埋めているのがムコ多糖体という物質で、ヒアルロン酸はその一種です。分子量の大きいヒアルロン酸は、水を大量に包み込む特性があり、ヒアルロン酸1グラムで6リットルもの水を保持することができます。

体内に満々とした水を蓄えるダムのような働き——というのは少々オーバーかもしれませんが、いずれにしてもヒアルロン酸は水を貯蔵する貴重な働きをしているのです。

水分不足は美肌効果にマイナス

年齢を重ねることによって、肌の状態も悪くなっていきます。特に肌のみずみずしさが失われ、加齢によって肌のツヤや透明感が失われていきます。これは「年齢相応の変化」

なのですから、黙って受け止めなければならない面もあります。しかし、女性たちが大いに気になるのは、その劣化の「個人差」にほかなりません。

同じ年齢であるのに、肌の状態はたしかに個人差があります。50代でも若々しい肌を維持している人がいる一方で、極端な例としては、すでに老人のような肌になっている人もいます。この差を起こす原因の一つとして、ヒアルロン酸の減少があります。

皮膚がかさつき、みずみずしさが失われるのは皮膚の細胞間の水分が減少しているからです。

より正確に言うと、ヒアルロン酸の代わりに水を含みにくい多糖類が増加しているのが原因なのです。多糖類が増えたことにより、本来ならば水が保たれていた空間に脂肪がたまり、肌にシワやシミを作ってしまっているのです。

この「肌状態」を改善するために、世の女性たちは化粧品メーカーの言葉を信じてコラーゲンやヒアルロン酸を基礎化粧品やドリンク剤から摂っています。しかし、ただ言いなりになって、これらの化粧品を使っていてもじつは望むような効果は得られません。いくら高価なコラーゲンやヒアルロン酸を使っても、肌に含まれる水分が足らなければ、それらは肌の細胞の中にまでは届かず、美肌効果は得られないのです。

美しさを求めてコラーゲンなどが入った化粧品を使うことは、肌の若さのみならず精神的な若さを維持するためにも必要なことです。人は若さを保ちたい、美しくありたい、という願いが原動力の一つとなり、それが長寿をもたらす面もあります。

したがって、コラーゲンやヒアルロン酸を求めるのはもちろんけっこうなことですが、どうせ使用するのなら、体の中に水を十分に蓄えたほうが、より効果は高まります。そのためにも日常的にミネラルウォーターをたっぷり飲み、体内水分量を豊富にしておくことが肝心です。

毛穴の黒い汚れをとるカルシウム

美肌を作り、維持するためには、体内に「いい水」を保っておくことが必要になります。美容上のいい水の第一条件は「カルシウムの豊富な水」で、カルシウムには血流をよくさせ、新陳代謝を高める作用があり、これが美肌を作ります。

肌に古い角質や汚れが残っていると、それが皮脂と混ざり合うことで毛穴に汚れがたまります。

新陳代謝が低下すると、この角質や汚れを落とす力が弱まり、それによってさまざまな肌のトラブルが生じます。

毛穴に詰まった角質や汚れが多くなると、それが毛穴を塞ぎ、まるでワインのコルクのように穴に蓋をしてしまいます。これを角栓といい、長い時間この蓋が閉じられていると、表面が酸化し、黒ずんだ小さいボツボツができてしまいます。

ときどき、鼻の頭の周辺に小さい黒いボツボツのある人がいますが、その正体はこの汚れです。鼻の頭や小鼻、頬の周辺は皮脂の分泌が盛んなために、余計に目立ってしまうのです。

薬局では、この小さな黒点の除去を目的とした皮膚に貼り付けるシート状のものが売られていますが、その効果は限定的といえます。シートをはがすと、黒い汚れが付着していて、一時的には除去できますが、それは根本的な解決にはなりません。時間が経過すれば再び汚れがたまり、黒点が現れてしまいます。

角栓を取り除くためには、毎日のていねいな洗顔が必要になりますが、同時に新陳代謝を活発にさせ、角質を体の中から除去することが必要になります。その対策として最も効果のあるのがカルシウムを多く含むミネラルウォーターなのです。

もし、日常的に軟水のミネラルウォーターを飲んでいて、**毛穴の汚れやくすみに悩んでいたら、ミネラルの量がより多い中硬水**に替えてみましょう。体の中からじんわりと効果が現れ、黒い点が目立たなくなってくるはずです。

角栓がずっと皮膚の表面にあると、たとえ角栓が消えても穴の開いた状態になり、それが元に戻りにくくなります。肌の表面にポツポツと小さな穴が開いた状態です。また、毛穴の大きさは年齢に比例して大きくなる傾向もありますが、それも水分を十分に補給することで予防できます。

年齢を重ねるごとに体内の水分量は減り、肌の乾燥化が進みます。その結果として起こるのが皮膚のたるみです。よく、肌の表面も重力に勝てずたるんでくる、と言われますが、たるみの原因は重力だけではありません。一般的に年を取ると水分摂取の量が減る傾向にあり、それがたるみに拍車をかけているのです。

たるんでくれば、当然、毛穴も大きくなってきます。毛穴が下に引っ張られるような形になり、穴がより大きく開いたようになってしまうのです。

毛穴をケアする化粧品もよく売られていますが、それを使う前にぜひ水分摂取量を増やしてみてください。必ずうれしい効果が出てくるはずです。

シミ予防に抜群のアルカリイオン水

美肌を作る水の第二の条件は、抗酸化力のある水です。

肌の大敵の一つに紫外線があります。肌への紫外線の害がだんだん認められるようになり、数年前から紫外線対策グッズが注目を集めています。昔は、夏になれば若い女性も肌を真っ黒に日焼けするのが流行でしたが、ここ数年は「美白」が主流のようで、その裏には「アンチ紫外線」の思いが強いようです。

紫外線が肌に与える最大の悪影響は、活性酸素を発生させることにあります。この活性酸素がメラニンを刺激し、シミなどを作ってしまうのです。

肌にあまり関心のない男性でも、メラニン色素という言葉は聞いたことがあると思います。メラニン色素が増えてしまうとシミの一因になってしまいます。一方でメラニン色素は紫外線から肌を守る貴重な働きもしています。しかし、活性酸素が増えすぎると、メラニン色素がシミに変わってしまうのです。

肌の表面の「表皮」のいちばん下の部分には、肌の色素を形成する細胞の「メラノサイト」があります。紫外線を多く浴びると大量の活性酸素が発生し、メラノサイトは活性酸素の刺激を受け、黒色のメラニン色素を作り出します。つまり、この黒い色素によって表皮の下にある「真皮」を守っているのですが、一方でシミにもなってしまうのです。

シミ対策としてまず考えられるのは、紫外線を受けないことに尽きます。紫外線量さえ増えすぎなければ、メラノサイトを必要以上に刺激することもありません。

しかし、これが現実的にかなり困難なことは、多くの女性が知っています。日焼け止めクリームや日焼け止め効果のあるファンデーション、日傘、帽子などの紫外線対策グッズは増えていますが、完全に紫外線をカットするのは不可能といわざるを得ません。

真夏ではなくても、ほんの数時間、外出していただけで肌が赤く焼けてしまうことがありますが、肌の色がまったく変わらなくても日焼けはしています。当然、紫外線も浴びていて、それがシミを作っているのです。

そこで有効なシミ予防としては、活性酸素を増やさないことしか手がありません。それには適度な運動をし、ストレスを減らす一方で、抗酸性力のある色のついた野菜や果物などの食品や抗酸化力のある飲料水を摂取することが必要になってきます。

ミネラルウォーターの中ではアルカリイオン水や温泉水*（178頁参照）などのアルカ

リ度の高い水、**さらには水素水やプラチナウォーターがおすすめ**です。疲れがたまっていると体内が酸性に傾き、活性酸素ができやすい状態になっていますから、アルカリイオン水はその防止に効果を発揮します。また、同じように疲労からできる乳酸を中和する**炭酸水も効果的**です。いろいろ試しながら、シミを防止していただきたいと思います。

新陳代謝を高める水素水

1章で紹介した水素水は、美容面でも最近注目の水です。水素水がアルツハイマー病や記憶力の低下、あるいは脳血管疾患に効果のあることをすでに述べましたが、水素水できれいになることもわかっています。

水素水の美容面における最大の働きは新陳代謝を高めることにあります。健康で元気な人は、いつも溌剌《はつらつ》としている印象があります。たとえ仕事が忙しく、疲労がたまっているような時でも、弱音をはかず周囲を元気づけます。周りから見ると、じつに頼りがいがあり、「逆境に負けないタイプ」という評価がくだされます。

こういう人は表情がいきいきして明るいイメージなのですが、肌もつやつやしていることが少なくありません。実際の年齢よりもずっと若く見え、顔だけではなく、首筋や手先の肌にも潤いがあります。

同世代や下の世代からも羨望の眼差しで見られることが多く、しばしば友人たちからこう聞かれます。

「どんな化粧品を使ったら、そんなみずみずしくて潤いのある肌でいられるの？　自分だけこっそり使っていないで、教えてよ」

〝潤い美人〟の答えはいつも変わりません。

「変わった化粧品なんて使ってない、といつも言ってるでしょ。どこにでも売っている基礎化粧品、それしか使っていないわ」

友人たちは、その答えでは納得できないのですが、〝潤い美人〟の言っていることはけっして間違いではありません。彼女を美しくさせているのは化粧品ではなく、活発になった新陳代謝によって体の内側から作られている美しさなのです。

肌の「潤い」と言っても、単に湿気の多いベタベタした肌は美しくありません。本当に潤いのある美しい肌は、そこに「透明感」が加味されるはずです。それは色の白さとは無関係で、適度に日焼けした小麦色でも美しい透明感に満ちた肌があります。

反対に透明感を阻害しているのが、肌のくすみや肌荒れです。色白なのに、肌がうっすらと黒ずみ、ところどころに吹き出物ができたりしていると、お世辞にも透明感のある肌とはいえません。男の私が断言するのは少しはばかられますが、たぶん世の女性たちは、この「透明感のある肌」を求めて、ときに高い乳液や化粧水、化粧品などを購入しているのではないでしょうか。

透明感のある肌を作っているのは、先に述べた新陳代謝にほかなりません。肌はつねに古い肌と新しい肌が入れ替わっています。新陳代謝が低い人は、この入れ替わりの時期が遅く、またスムーズに行われません。そのために、古い角質層などが長く居座り、肌が黒ずんで見えたり、くすんで見えたりするのです。

したがって、潤い美人になるためには水をたくさん飲み、新陳代謝を高めるしか方法はありません。高価な化粧品を買い続けるより、水を飲むことのほうが絶対に効果がありま す。もちろん、スキンケアが重要なのはわかりますが、体内水分が少ないのに、肌の表面的ケアだけをしても、効果は半分しか得られません。

体内では、およそ60兆個もの細胞が日々、古いものから新しいものへと生まれ変わっていますが、その作用を支えているのが水です。体内に取り込まれた水は、血液やリンパ液などになって体中をめぐり、細胞に酸素や栄養を送っている一方、肌のトラブルの元となる老廃物を出す働きもしています。美肌は水抜きには語れないのです。

プラチナウォーターはおすすめか？

水素水と同じように、**美肌づくりに欠かせない水にプラチナウォーター**があります。名前の通り、水にプラチナ（白金）が入っているユニークな水です。

「水に金属が入っていて大丈夫なの？」

と心配する向きもあるかもしれませんが、もちろん健康上なんの問題もありません。ちなみに、金は食品添加物として認められ、しゃれた和食の店では金粉を料理にのせて出すことがよくあります。抗酸化作用を売りにした「**純金イオンウォーター**」という金の入った水も販売され、一部のファンから支持を得ているようです。

プラチナウォーターも最大のセールスポイントは抗酸化作用にあります。活性酸素は体内で酸素が増えすぎることで発生し、結果として体を錆び付かせるわけですが、プラチナは金と同じように錆びない性質を持っています。それは、強い抗酸化作用があるということとですから、その性質を利用すれば活性酸素を抑え、老化防止や美肌など、健康や美容の面で広く効果が得られることになります。

抗酸化は長寿にとっても大きなテーマですから、プラチナの持つ「錆びない」性質は、多方面から注目を集めていました。しかし、商品化するまでには困難なことが多かったのですが、人体に作用しやすい「プラチナナノコロイド」の開発によって、一気に商品開発の扉が開くようになったのです。

「プラチナナノコロイド」とは、ナノテクロジーによって超微粒子化したプラチナをポリマー（保護材）でコーティングした溶剤です。プラチナウォーターは飲料水に、このプラチナナノコロイドが配合されています。

といっても、実際に飲んでみると普通のミネラルウォーターと味も臭いも変わりません。当たり前ですが、プラチナには味なんてありませんからプラチナウォーターも無味無臭です。それでも「金属を飲む」ことに抵抗を感じる人もいるかと思いますが、金と同様にプラチナも食品添加物として認められていますから、安心して飲むこともできます。

活性酸素は美肌の大敵となりますが、健康面でも大きな弊害を招いています。活性酸素が引き金になる病気の中には、アルツハイマー病や糖尿病、胃かいよう、がんなど、その数は200を超えるという見方もあります。したがって、現代社会ではこの活性酸素をいかに抑制するかが大きな問題となっているのですが、その貴重な手段としてミネラルウォーターが注目を集め、さらにはプラチナウォーターのように強力な抗酸化作用を持った〝ナノ金ウォーター〟が登場しているのです。

その意味では、プラチナウォーターが今後ますます、用途の幅を広げていくことが予想されるのですが、一方でナノサイズの超微小な金属の粒を体内に取り込むことに対する危惧の声が出ているのも事実です。まだ結論は出ていませんが、私はミネラルウォーターが長期間にわたって使用する飲料であることを考えると、わざわざプラチナウォーターを使わずとも、他の抗酸化作用のあるミネラルウォーターでも十分ではないかと思っています。

＊温泉水…自噴する地下水のうち水温が25度以上の地下水。または、温泉法第2条に定められている溶存鉱物質等により、特徴づけられる地下水で一般に飲用に適していると認められた水。

（4）ニキビ、爪、髪に最適な水

ニキビは体の酸性化が原因

ひと昔前は、思春期の肌にできるブツブツがニキビで、20歳を越えると吹き出物と呼ぶと言われたかと思いますが、現在は年齢を問わずニキビと呼ばれています。せっかくの美白で、しかも透明感のある美肌でも、ニキビがひどかったら悩みは深刻です。悩む人の多くは10代ですが、大人のニキビも多いようで、薬の種類も多くなっています。

原因もさまざまで、偏った食事や睡眠不足といった生活習慣が原因になっていることは少なくありません。また、顔の表面にはアクネ菌という常在菌が誰にでもありますが、皮膚表面の皮脂が増え、毛穴が詰まってくるとアクネ菌が増殖し、ニキビの原因になることもあります。

ストレスも大きな原因の一つですが、ホルモンバランスの乱れによって生じることもよくあります。男性ホルモンが何らかの理由で過剰になり、毛穴の奥の皮脂腺からそれが大量に分泌され、ニキビを作るケースです。

体の内側の原因で起こるニキビに共通しているのは、体の状態が酸性に傾いていることです。体は本来、アルカリ性にやや傾いているくらいが正常なのですが、食生活の乱れなどによって酸性に傾くと血液がドロドロ状になり、ホルモンバランスも崩れます。体は全体的に炎症を起こしやすい状態に陥り、その結果としてニキビができます。

体を酸性化している大きな理由は食べ物にあります。若いころ、ニキビに悩んでいた人はチョコレートなどの刺激物を食べると、とたんにニキビができたり、ニキビが悪化したことがあったと思います。これはチョコレートやスナック菓子の多くが酸性食品だからで、これらの食品が体に作用し、ニキビを作っていたのです。

身の回りには、酸性食品がたくさんあります。主なものでは肉類、玉子、牛乳、乳製品など……清涼飲料水も体を酸性に傾けます。このような酸性食品を多く摂り、ストレスや寝不足をため込んだら、ニキビが常態化するのも当然です。

体の酸性化がニキビのモトですから、対策としては体を本来の弱アルカリ性に戻すことが求められます。最も手早くできるのは、**アルカリ度の高いアルカリイオン水などを、毎**

日2リットル以上飲むことです。アルカリイオン水は疲労回復などにも効果的ですから、ふだんから毎日2リットルくらいは飲みたいものです。**ニキビ治療や予防のためにはそれプラス300か500cc は増やす**ようにしましょう。

ニキビは当然、洗顔も大切になってきます。高価な洗顔石鹸を使っている人が多いと思いますが、石鹸と同じくらい水選びにも気をつかってほしいと思います。**洗顔の際は、抗菌作用のある酸性の水**を使うのがおすすめ。先に述べたアクネ菌の増殖も酸性の水によって防止できます。水で素早く、ニキビを撃退してください。

髪と爪に欠かせないケイ素を摂ること

「髪は女の命」と言われていますが、今の若い女性はどう思っているのでしょうか。「緑の黒髪」などという言い方がすでに死語になっているくらい、街には思い思いのカラーに染めた髪であふれています。髪を大切に思う気持ちは変わらないはずですが、大事にする方法や考え方が違ってきているのかもしれません。

違うといえば、女性の爪はもっと変わっています。昔話ばかりで少々気がひけますが、以前はごく自然の爪が美しい爪と目されていました。透明なマニキュアから透けて見える淡いピンクの色彩にドキリとした男性も多いはずです。その後、真っ赤なマニキュアをする女性も増えましたが、いまや女性の爪は派手な原色に彩られています。

このように時代とともに、女性の髪と爪はずいぶん変わってきましたが、それでもいつの世も女性の悩みに変わりはありません。色を染めたり、過剰な装飾を施しても、ベースとなる髪や爪はいつもきれいに保ちたいと思っているからです。

髪の悩みを持っている女性はたくさんいますが、年齢が高くなるとその悩みはますます深くなります。知人の女性の話では、最も深刻なのは薄毛だそうです。男性の場合、薄毛や脱毛に悩む人は多いのですが、女性も同じだとは意外に思いました。しかし、女性だからこそ、髪の毛が少なくなるのは悲しいことで、そのために女性のかつら（ウイッグというそうです）の売れ行きも好調だそうです。

いつまでも若々しく、健康でいるためには「外見」がとても重要になる、と私は思います。自分の外見を見て「老けてきたな」「もう歳だな」とうつむいてしまうと、ますます元気がなくなり、病気を招く一因になってしまいます。老け込んでしまっていたら、長寿も望むべくもありません。

このような状況をうち破るためには、オシャレに気づかい、元気できれいな外見を求めることが重要になります。髪も爪もきれいにすることが大切なのです。

加齢とともに、爪が折れたり、割れたりすることがよくあります。髪の毛も細く腰がなくなり、全体の張りやツヤがなくなってきます。すると「もう歳だから仕方がないわ」と諦めてしまいがちですが、諦めることはありません。原因をしっかり見極め、その対策を立てれば爪や髪の若返りができます。

まず原因ですが、これらは体内のケイ素不足が考えられます。ケイ素は組織と組織を連結させる重要な働きを担うミネラルで、不足すると骨や血管組織がもろくなります。骨をはじめ、血管、皮膚、そして髪の毛や爪にも欠かせない栄養素がケイ素なのです。

ケイ素不足は脱毛の原因にもなりますが、恐ろしいのは動脈硬化を起こすことで、しかもその前兆は髪や爪に現れます。つまり、爪が割れたり、髪が抜けたりするのは、もしかしたらケイ素不足が招く健康面上の「警告」かもしれないのです。

ケイ素は体内で作れないために、食物などで補給することが必要になります。年齢とともに、爪や髪の若さが失われている人は、この補給が十分でないためにケイ素の支出が赤字になっているのですが、最近、そのような人が多いのは食物と関係しています。

ケイ素を多く含むのは、玄米やアワ、ヒエなどです。一見して、現在の食卓には縁が薄い食材であることがわかります。ベジタリアン的な食を志向し、自然食品を愛好している人であれば、玄米はよく食べるはずです。しかし、それ以外の人は玄米くらいはたまに食べるかもしれませんが、アワ、ヒエが家庭の食卓に並ぶことはめったにありません。当然、ケイ素が体に入ってくる量は、減り続けています。

食材で入りずらいのであれば、その代用品が必要になります。それには飲むだけでケイ素が補えるミネラルウォーターがおすすめです。国内にも**利尻島の天然水「リシリア」**や**四国カルストの天然水「ぞっこん」**があります。ときどき、飲むミネラルウォーターに変化をつけるとき、これらの商品を選んでみてはいかがでしょうか。

（5）冷えをとる水、むくみをとる水

水で体が温まるわけ

冷え性に苦しんでいる人がたくさんいます。中には手足の冷えに悩まされ、眠るときに靴下や手袋までする人もいるそうです。最近は、男性でも更年期障害を訴える人が増え、その影響なのか、冷え性の男性も増えています。

しかし、数から言えばやはり冷え性は女性の〝専売特許〟のような症状です。女性は元来、男性よりも筋肉量が少なく、そのために体の燃焼能力が低い傾向があります。そのために、体が冷えがちで、より「燃焼効率」の悪い人はひどい冷え性になりやすいのです。年齢を重ねると体を動かすことが減り、また運動不足も手伝って体はますます冷えやすくなり、症状がさらに深刻化する傾向もあります。

冷え性の大半は血流の悪化によって起こっています。血のめぐりが悪くなると体全体が

冷え、さらに末梢までスムーズに血が流れにくくなることから手先や足先が冷えやすくなるのです。したがって、改善法としては血流をよくすることが先決です。適度な運動や、入浴、体を温める食材や料理法も効果を発揮します。

ヨガやマッサージをする人もいますが、いずれにしても自分なりに体を温める方法を見つけることが重要になります。

そんな方法の一つとして、ミネラルウォーターを飲んで体を温めるやり方があります。水で体を温めると聞くと奇異な顔をする人もいます。中には、

「沸かして、熱くしないと体はかえって冷えてしまわないですか？」

と質問する人もいますが、そうではありません。ミネラルウォーターの中のミネラルが血流をよくし、それで冷え性を治すのです。

水は血液のように体を循環し、体の外へ老廃物を排出する働きがあります。ミネラルウォーターをきちんと1日2リットル飲む習慣をつけていれば、つねに体内では水が循環され、同時に血流もよくなります。それで冷え性も改善するのです。

この**血行促進をさらに盛んにさせるのが炭酸水**です。炭酸水を飲むと血液中の二酸化炭素の濃度が上がります。すると体は酸欠状態になったと認識し、酸素濃度を上げようと、

血流をよくします。体の認識の錯覚を利用し、結果的に体温を上げるのです。

また、**硬水は新陳代謝を高めるカルシウムが豊富なので、これも血流をよくする**働きがあります。同じ理由で**アルカリ性の水を使っても同じ効果**が得られるはずです。いろいろと飲み比べ、自分の冷え性を最も治してくれる1本を使ってみてください。

気をつけたいのは、**早く効果を求めすぎて、硬度の高い水を選ぶことです**。たとえば**硬度が1000ミリグラム／リットルの超硬水は、高いミネラルの消化にエネルギーを多く使いますから睡眠中の体への負担が大**きくなります。同じ理由で**炭酸水も胃腸への負担が大きくなりますから、どちらも就寝前の飲用は避ける**べきです。ミネラルウォーターの特徴を見極めて、冷え性を治していただきたいと思います。

むくみは体内の水分不足、酸性食品の摂りすぎ

この章の初めで「水太り」はありえないことを説明しました。よく若い女性が、

「私、水を飲んでも太るタチだから」

と言っていますが、それは思い込みで論理的にはありえません。水はカロリーゼロであ

り、いくら飲んでも摂取カロリーは増えず、脂肪が増加することもありません。〝水太り〟なる言葉は矛盾や間違いに満ちているわけです。

しかし、体や顔の「むくみ」はあります。その原因が水やアルコールなどの摂りすぎではない、ということは後で述べますが、たしかにふと鏡を見て自分の顔がいつもよりむくんで見えるときがあります。足がむくみ、いつも履いている靴下がパンパンになってしまうことは多くの人が経験しているはずです。

中でも女性にとって、顔のむくみは憎むべき大敵なのでしょう。いつもより顔が膨らんでいるのは許せない、という気持ちが強く、だからこそむくみが気になるのです。「実際はこんなに太っていないのに、よけいに太って見える」という思いもあるでしょう。とにかく、むくみは許せない、という気持ちが偽らざる女心なのです。

では、なぜむくみは発生するのか——。これにはさまざまな原因が重なり合って起きている、と考えるのが妥当だと思います。

まず足のむくみは、長い時間立ちっぱなしであったり、座りっぱなしであったりすると起こります。これはリンパ液などの流れが悪くなり、下肢の部分にそれらがたまってしまうからです。女性が生理前にむくみを訴えることが多いのは、黄体ホルモンの作用によりますが、同じような理由で塩分を摂りすぎると、ホルモンバランスが崩れ、むくみが生じることもあります。

このように、むくみの原因は多いのですが、多くの人が思い込んでいるのは「水分を摂りすぎると、むくむ」という説です。

たしかに、ビールを飲んだ翌朝に顔が腫れたようにむくんでいることがあります。すると、多くの人は「昨日、飲み過ぎたから、水分を摂りすぎたから」と考えます。しかし、これは半分くらいしか正解ではありません。

まず、たしかにアルコールの摂りすぎがむくみを招くことはあり得ることです。むくみの大半は、体内の水分不足によって起こります。体内に滞った老廃物を排出するには水分が必要なのですが、アルコールを飲みすぎると利尿作用が高まり、体内は水分不足に陥ってしまいます。そのために、本来は出なければならない老廃物が体内に居座り続け、それが顔や手足のむくみとなって現れてしまうのです。

したがって、ビールはたくさん飲んでいても、結果的には水分は尿として排出され、体内は〝水飢饉〟の状態になっています。けっして、水分を摂りすぎた状態ではなく、水の足らない状態になっているのです。もちろん、1日に5リットル近くも水を飲めば当然むくみますが、普通はそんなに飲めません。

疲労がたまると新陳代謝が低下し、体内の老廃物がたまりやすくなる、ということもあります。こういうときに、むくみが起きやすいのですが、体質的にむくみやすい人もいます。それは体が酸性に傾きやすい人で、老廃物をためやすい体質は、甘い物や肉類などの酸性食品の摂りすぎが原因の一つになっています。

1日2リットルの水をこまめに飲む

むくみ解消には、血流をよくすることが肝心ですから、軽い運動やマッサージなどが効果的です。のぼせない程度に、ゆっくりと入浴するのも効果があるはずですが、もっと効果的なのは、体内水分量を維持する水分の摂取です。体内の水分が多くなれば、老廃物が出やすくなり、むくみも解消されます。

おすすめの水は、新陳代謝を高めるカルシウムやサルフェートを含む硬度が100～300ミリグラムの「中硬水」です。

カルシウムには血管をやわらかくして、血流をよくする効果が認められています。サルフェートは老廃物を出す力が強く、むくみ対策には最適です。さらに、炭酸水には血液中の酸素量を増やす作用があり、これも血流促進に効果を発揮します。

飲む量は1日に2リットルで、こまめに飲むようにします。気をつけていただきたいのは、このようにミネラルウォーターを飲み続けても、むくみが取れないケースです。

むくみは腎臓機能の低下によっても起こりますから、**腎臓の弱い人はナトリウムが含まれるミネラルウォーターは継続して飲まないこと**です。それでもむくみが取れなかったり、ひどくなったりしたら、医師の診断が必要になります。水を上手に使って、むくみ対策をしていただきたいと思います。

セルライトを解消する決め手とは

男性にはわかりずらいことですが、セルライトに悩む女性が多いと聞きます。セルライトとは、お尻や太ももの皮膚表面にできた「でこぼこ」の状態を指します。女性にとっては憎むべき老化現象の一つで、セルライトがあるために40代くらいから水着になっていない、という女性もいるそうです。

セルライトは脂肪細胞の周りに老廃物や水分がたまっている状態で、それが肥大化して皮膚の表面に現れています。一般的に、肥満や肥満気味の人に多く見られますが、やせていてもセルライトができてしまう場合もあります。

やっかいなのは、一度できてしまうと大きくなってしまうことで、ダイエットのように食事や運動法などで解消することは非常に困難です。顔などの「部分やせ」は難しいといわれていますが、〝一局集中型〟のセルライトもまた撃退が困難なのです。

セルライトの多くは、血行不良や代謝の低下によって起きます。下半身のお尻や太ももなどにできやすいのは、これらに血液が滞りやすく、冷えやすいためです。したがって、代謝が悪いために体が冷えやすく、汗をかきにくい人はできやすい傾向があります。

東洋人よりも西洋人に多く見られるのは、食事が影響していると見られています。失礼な話かもしれませんが、ヨーロッパなどのリゾート地では下半身にでこぼこ状のセルライトのできている女性が多いような気もします。その原因の一つは高脂肪高たんぱくの食事であり、それは血液をドロドロにしやすいからです。

セルライトを防止するには、この食事面の改善が必要になります。肉や甘い物の摂取量が多いようならそれを減らし、血行や代謝をよくする野菜や豆類、海藻などを積極的にメニューに取り入れるようにします。

体の冷えをとることも重要ですから、**新陳代謝を活発にさせるような硬水を飲む**のが効果的です。また、**血流をよくすることが顕著で、手先、足先の末端まで血液を届かせる炭酸水も高い効果**が見込めます。**硬水にはダイエット効果もありますが**、体に負担がかかる場合がありますから、**体調の悪いときは控え、寝る前も飲まないように**しましょう。

ひざから太ももの内側を軽く刺激するリンパマッサージや、温冷入浴法もおすすめです。マッサージは表面を軽くさすったり、押したりします。入浴時に温水と冷水を交互に浴びる「温冷浴入浴法」で血管の拡張・収縮作用が強まり、血行がよくなります。同時に乳酸などの老廃物も除去しますから効果は大きいといえます。ミネラルウォーターを中心に、他の〝併せワザ〟も交えて、セルライトを除去していただきたいと思います。

5章

水分摂取の「最新情報」これだけは知っておくこと

水の病気予防効果や美容効果はすでに広く知れわたっています。それに伴って水への関心が高まり、さまざまな種類の水が販売されるようになっていますが、なかには「ゲルマニウムウォーター」や「スーパーライトウォーター」のように馴染みの薄い水もあります。これらの〝新顔〟の水の評価とともに、お酒、ソフトドリンクなどの水分を上手に摂る方法をチェックします。

1 ゲルマニウムウォーター

病気予防、その実態はまだ闇の中

少し前のこと、テレビの通販番組を見ていたら、美顔器具にゲルマニウムが使われていて驚いてしまいました。美顔器具には疎《うと》いのですが、それ以外にもセルライトを治療する美容器具などにもゲルマニウムが使われ、ちょっとしたブームになっています。

ゲルマニウムウォーターにも注目が集まっているようなのですが、この水に含まれる有機ゲルマニウムは、抗がん、抗酸化、免疫機能の向上という優れた働きを持っています。この三つのどれもが、現代の健康や医療、治療のキーワードとなるものばかりですから、否が応でも注目が集まるのは当然です。

さらに、有機ゲルマニウムには水に溶けやすい性質もあり、それがゲルマニウムウォーターへの関心度をさらに高めています。抗酸化という体にとってはありがたい機能を有し、さらにはがんの予防や、もしかしたら治療も期待できそうなのですから、新たなミネラルウォーターの「注目株」と言っても過言ではありません。

しかし、その実態はまだ闇の中、というのが現状です。医学的にも、有機ゲルマニウムが「今後、期待できる」というレベルであり、科学的な証明も行われていません。率直に言って、期待が先走っている観はぬぐえません。

また、ネガティブな話をすれば、かつてゲルマニウムが含まれた健康食品などで健康被害が発生し、死亡者が出ている事実もあります。興味があって飲む場合には、安全を第一に商品を選ぶことが大切です。

現在、インターネット上でゲルマニウムウォーターが何種類も売られています。もちろん、それ以外のミネラルウォーターはもっと種類が多く、原産地も世界各国から集まっています。いったい、どのミネラルウォーターを選んだらいいのか、悩んでいる人も多いはずです。私も質問を受けるときがありますが、信頼性が高いと思われるメディアが紹介するものは間違いが少ないのではないでしょうか。

先に紹介した南フランスのピレネー山脈のふもとから湧き出る「ルルドの泉」は、世界的な名水で、世界各地から年間３００万人がこの水を求めて集まってきます。「病気を治した奇跡の水」という評判が世界中に伝わったのですが、医学的に効能が確認されたのは60人ほど、といわれています。しかし、60人でも水で病気が治ったのですから、これは凄いことです。

水質を検査したところ、ルルドの水はカルシウムを非常に多く含むミネラルウォーターであることがわかりました。また、有機ゲルマニウムも多量に含まれていることも確認されています。しかし、これらが特定の病気を治したという事実が正式に報告された例は一つとしてありません。

それなのに「このゲルマニウムウォーターに含まれている有機ゲルマニウムは奇跡の水にも含まれている」と宣伝し、あたかもゲルマニウムウォーターで病気が治るようなイメージを与えている商品は信用できません。このあたりにも注意をしながら、ミネラルウォーターを選んでいただきたいと思います。

2 スポーツと水
注目の酸素水、効き目の真偽は?

最近は、スポーツをしているときの水分補給が、すっかり〝常識〟になった観があります。中年以降の人は、懐かしそうな表情を浮かべながら、

「おれ達の若いときは、練習中一滴の水も飲めなかった……」

という話をしますが、それはとうに昔の話でスポーツ医学の発達した昨今では、水分を

いかに速く、効率的に摂取するかが大きな課題になっています。

２０１２年はオリンピック・イヤーで、今年はロンドンで開催されますが、その出場権を競った男子マラソンの「東京マラソン２０１２」では埼玉県県庁職員の〝公務員ランナー〟川内優輝選手が給水用のボトルをうまく取れず敗退し、話題になりました。給水のことがここまで大きくクローズアップされたのですから、世の中変わったものです。

そんなスポーツ選手に、一時支持されたのが酸素水でした。酸素水は水の中に多量の酸素を溶かし込んだ機能水の一つで、「疲労回復」「集中力アップ」「ダイエットに効果」などを効能に挙げ、一部の有力選手が使っていたようです。

通常、空気中の酸素の濃度は21％で、都市部では20％ほどといわれています。大気汚染の影響と、密閉されたコンクリートの屋内では酸素濃度が低下するのです。わずか１％の違いですが、これがストレスや疲労の蓄積に影響を及ぼすという指摘もあり、体への負担は小さくありません。ときに酸素の低下は動悸やめまいを起こすこともあります。

こんな背景もあり、少し前から酸素への注目度が高まっています。酸素水がその一つですが、それ以外にも酸素を吸わせる酸素バーや酸素カプセルなどが登場しています。酸素カプセルは、人間一人がすっぽり収まるくらいの大きさのカプセルに横になり、注入された酸素を吸い続けるマシンですが、有名スポーツ選手が使用していることがスポーツ紙などに掲載され、話題になったことがあります。

酸素水にも注目や期待が集まっているようですが、その効果について私は少々懐疑的な見方をしています。報道では、スポーツ選手の成績が上がったり、植物の成長が早まったりしているようですが、酸素水そのものが人体にどう作用しているのかが明らかになっていないのですから、判断のしようがありません。

また、酸素は呼吸から取り入れるものであり、水から取り入れた酸素が体内でどのように変化するのかも確認されていません。効果のほどは、わからない、というのが正直なところです。植物に関する研究結果も、動物と植物では酸素を使うメカニズムがまるで異なるのですから、これは論外です。

水にさまざまな機能を付加した機能水には、特別な定義などないため、薬事法に抵触しない限りはどんな宣伝文句で販売されても規制の対象になりません。そんな法の盲点を狙って、怪しげな機能水も登場していますから注意が必要です。前で述べましたが、機能水として厚生労働省が認めているのはアルカリイオン水だけです。それ以外の機能水はじっくり検討し、それから飲用することをおすすめします。

3 お茶と水 それは「似て非なるもの」

水分を十分に摂取し、自分の体質に合ったミネラルウォーターを飲めば体が元気になり、長寿をもたらすことを述べてきました。飲む量の目標は「1日2リットルの水分」ですが、この中に、お茶やジュースなどを含んで計算してしまう人がいます。中には、「お茶をよく飲むので3リットル近くになるから、少し減らしたほうがいいでしょうか」と、相談する人もいますが、私が申し上げているのは生の水、ミネラルウォーターを1日に2リットルということで、お茶やジュースの分は含みません。それでも、お茶は体にいいと信じ込み、ミネラルウォーターを飲まずにお茶を愛飲している人もいます。しかし、お茶は水ほど効果がなく、しかも負の部分があることを知っていただきたいと思います。

お茶に多くのいい点があることは私も認めます。特に豊富に含まれるカテキンには抗酸化作用があり、健康や美容上もメリットの多い飲料です。しかし、お茶と生の水とは「似て非なる」ものであり、水を煮沸することによって水が本来持っているよい点を失っています。さらに、お茶にあるタンニンやカフェインは胃腸の状態を悪化させるという説もあり、お茶は水ほど「完璧にいい飲み物」ではありません。

また、気になるのがペットボトルに入ったお茶です。ボトルの賞味期限を見ればわかりますが、ペットボトルのお茶はずいぶん長持ちします。密閉しているために腐らないのでしょうが、酸化を防止するビタミンCなどの添加剤が混入されている商品もあります。もちろん体には無害ですが、いれたての自然の茶葉を使ったお茶のほうが体にいいことは間違いありません。

4 ソフトドリンクと水
糖分過多が引き起こす害

お茶以上に問題なのが、清涼飲料水やジュース類です。清涼飲料水はコーヒーと同じ嗜好品の類ですから、まさかこれを体にいいと思い毎日たくさん飲み続けている人はいないと思います。しかし、ジュースはどうでしょうか。果汁100％、ビタミンCが○○グラムという宣伝コピーにつられて、果実や野菜のジュースを習慣的に飲んでいる人がいるはずですが、ジュースの弊害はかなり大きいと言わざるを得ません。

最も問題になるのは過剰になってしまう糖分です。糖分が体内に入り、血糖値（血液中のブドウ糖の値）が急上昇すると、インスリンが膵臓から分泌され血糖値を下げます。インスリンは血液中のブドウ糖を取り込み、それをエネルギーに変えたり、蓄えたりする重要な働きを担うホルモンです。

しかし、日常的に糖分が入りだすと、膵臓が勘違いを起こし、インスリンを大量に分泌してしまいます。すると、必要以上に増えるインスリンによって血糖値は下がり続けます。それが正常値に戻らない状態が低血糖です。脳の唯一の栄養となるブドウ糖が減ってしまうのですから、脳はエネルギー不足に陥り、活動の停滞が余儀なくされます。

疲れて集中力を欠き、ぼーっとしてしまうことが誰にもあります。そのほとんどは、低血糖の状態で、脳に栄養が行き届いていないために起こっています。こんなとき甘い物を少し口にすると元気が出てくるのは、ブドウ糖でエネルギーが補充されたからです。

ジュースなどの甘味の多い飲料を飲み続けていると、脳はこのようにまるで一時停止のような状態になってしまいます。

脱水症状のときなどに効果的なスポーツ飲料にも甘味成分の入っている商品がありますが、それを毎日のように飲んでいたらジュースと同じように低血糖になってしまいます。いずれにしても、糖分の摂りすぎが体に悪影響を及ぼすことは間違いありません。注意が必要です。

　このように糖分の過多は体に大きな負担をかけます。じつはブドウ糖が減り、貴重なエネルギー源を失った脳は、ただ手をこまねいているだけではありません。賢い脳は体内に蓄積されている糖分を脳に送り出そうとします。まさに埋蔵金ならぬ〝埋蔵糖〟というわけですが、このときに分泌されるのがアドレナリンというホルモンです。

　アドレナリンという言葉はきっと耳にすることがよくあると思います。プロスポーツ選手が活躍したときに、

「アドレナリンが出て、いい意味で興奮したのがよかったです」

　などと答えているときがありますが、アドレナリンには攻撃性を高める性質があります。つまり、糖分が過剰になり、脳の指令によってアドレナリンが出される、ということは興奮状態を起こしやすくするということです。

　最近、自己を抑制できず、小さなトラブルで暴力事件に発展するケースが増えていますが、その「キレル」状態の一因は甘味の過剰摂取にあるのではないか、と思わざるを得ません。心の鎮静効果もある、ミネラルウォーターで頭を冷やしてほしい、と思うのは私だけではないはずです。

5 お酒と水

カンパイの前にコップ1杯のすすめ

健康や長寿のために水分を摂りましょう、という話をすると、きまって中年男性の中に、「おれはビールやウイスキーで水分はお腹が出るほど摂っているから」と答える人がいます。まあ、冗談半分なのでしょうが、健康や長寿にプラスになる水というとき、もちろんアルコールはこれに含まれません。「酒は百薬の長」という言い方もありますが、体内の水分を考えた場合、薬とは言い難いのです。

アルコールの大きな特徴の一つに利尿作用があります。寒い日にビールを飲んだりすればてきめんで、飲んではトイレに駆け込むのが当たり前になります。あまりにトイレに行く頻度が増えるので「ただ出すために飲んでいるようなもの」と酒好き同士が笑い合っているのはよく見かける光景です。

アルコールは飲んだ分の半分以上が尿となって排出されます。概算ですが、1リットルのアルコールを飲むと、1・2リットルの水分が体から失われることになります。飲めば飲むだけ、水分がたまりそうな気がしますが、じつは飲めば飲むだけ体の水分量は減少しているのです。特にビールは利尿作用が強く、より多くの水分を失うことになります。したがって、ビールを何杯も飲むと脱水症状を起こしかねません。立派なビール腹に、大ジョッキから何杯もビールが〝注入〟されているのに、体は脱水という信じられないようなことが実際に起きているのです。

お酒を飲んだ翌日、特にビールをしこたま飲んだ次の日は、顔が腫れ、くすみ、全体の色もどこか黒ずんでいることがあります。「二日酔いの影響か」と勝手に自己診断しがちですが、これは脱水の影響で新陳代謝が悪化しているからです。つまり、本来ならば水分が排出してくれる老廃物がたまっている状態で、それが顔に出ているのです。

こんな状態が続いていたら、肝臓に負担がかかります。老廃物のたまった肝臓は機能が低下し、脂肪肝→肝臓がんにいたるケースも少なくありません。自分の〝適量〟以上のアルコールを飲み、しかも体内の水分量が少ないまま翌朝を迎えると、二日酔いを起こします。その原因となるのは、体内で分泌されるアセトアルデヒドというホルモンです。

欧米人種はこのアセトアルデヒドを分解する酵素を生まれつき持っている人が多く、そのせいでアルコールに強いといわれています。アメリカ人はお酒に強く、ウイスキーのボトルをすぐ空けてしまうイメージがありますが、その秘密には酵素があったのです。逆に、日本人にはこの酵素を持っている人が多くありません。それで日本人は欧米人ほどお酒が強くなく、少し飲み過ぎると二日酔いを起こしてしまいます。

アセトアルデヒドは有害物質ですから、体内に居続けると、頭痛や吐き気、動悸などの症状を招きます。体内に大量に蓄積されたまま眠ってしまうと、ときに呼吸困難に陥ったり、意識を失ってしまうこともあります。

飲酒はこのように、ときに重大な症状を起こしかねませんから、水分補給が重要になってきます。水には解毒作用があり、アセトアルデヒドも排出してくれます。

その飲み方ですが、私は「カンパイの前の1杯」を提案したいと思います。といっても、もちろん飲むのはコップ1杯の水です。アルコールが入る前に、水をとりあえず補給しておけば脱水症状はある程度防げます。

飲酒中の水の摂取もおすすめです。「そんな野暮な!?」と思う人がいるかもしれませんが、たとえばウイスキーはアルコール度数が高いためにストレートで飲むときは、横に水のグラスを置く習慣がアメリカにもあります。

余談ですが、ジャズの有名なスタンダードナンバー『ストレイト・ノー・チェイサー』のチェイサーとは水のことで、(正確には『追っかけ水』)これは「今日はストレートで、水は要らないよ」とバーテンダーに語りかけている台詞です。わざわざ断るということは、水を飲む習慣が多いことを意味しています。

お酒の強いアメリカ人も水を飲みながら飲酒するのですから、日本人の私たちも、水と一緒にお酒を飲む機会を増やすべきです。また、「シメの1杯」の水もお忘れなく。解毒作用によって二日酔いの防止にもなります。

飲酒前と飲酒後は、体に吸収されやすい軟水のミネラルウォーターがおすすめです。飲酒中は、飲むお酒の種類によって水を決めるのも楽しいものです。

最近は、若い人が日本酒と一緒に水を飲んでいる光景を目にしますが、水を含むことによって日本酒の味がさらに引き立つ、という効果もあります。**辛口の日本酒のときには硬水を、甘口のときには軟水を飲む**と、水もおいしく感じられます。お酒も水もおいしくなり、さらに体にいい飲酒ができるのですから「水の効能計り知れず」ではないでしょうか。

6 お風呂と水

入浴前、入浴中、入浴後の飲み方ポイント

お酒を飲んだ後の、冷たい水の1杯は格別ですが、同じように入浴後、体全体が水分を

求めているときに、スーッと体にしみわたる冷たい水のおいしさも絶品です。

体を温めると代謝効果が高まることがわかっています。体の熱によって血流がよくなり、代謝効率が向上するのですが、この代謝効率をさらに高めるのがミネラルの豊富な超硬水です。超硬水の働きによって、さらに代謝が高まり、いい汗を流すことができます。

まず発汗を促すために、**入浴前にコップ1杯のミネラルウォーター**を飲みましょう。このときは、好みのミネラルウォーターでかまいません。

入浴中は〝ちびちび飲み〟がおすすめです。発汗作用を促す場合には、38度くらいのぬるま湯に腰までつかり、汗をかいたら水を飲みます。

酒飲みにとっては、温泉につかりながら桶の中の冷えた日本酒を飲むのは最高の気分ですが、同じような要領でときには冷えた水を用意し、風呂につかりながら飲むのもおいしいものです。気分転換にもなり、リラックス効果も期待できます。

汗と一緒に老廃物も流されますから、入浴中の水が体にいいことは間違いありません。ただし、風呂の温度を上げすぎないことと、長風呂は禁物です。

入浴後は、体にやさしい軟水や気分をスカッとさせる炭酸水がおすすめです。水のバリエーションを替えれば、新たな入浴の楽しみ方が見つかるのではないでしょうか。

7　アルカリ性の水

急にpHの高い水を飲むのは避けること

ミネラルウォーターのラベルに表示されている内容は、メーカーや商品によって異なりますが、カルシウムなどのミネラルの分量は必ず明記されています。まずあり得ないことですが、これが表示されていないようなミネラルウォーターは買わないほうが無難です。商品によってはpH値が記されているものもありますが、これは水素イオンの濃度指数を表しています。

少々、専門的な話になりますがpH値は7が中性を示します。簡単にいうと酸性でもアルカリ性でもない状態です。pH値は0～14まであり、８以上はアルカリ性、６以下は酸性を表します。

この本でもたびたび紹介していますが、健康や長寿に向いている飲用の水はアルカリ性です。

健康な人の体液のpH値は７・４くらいの弱アルカリ性なので、摂取する水のpH値もこれに近い数値だと吸収率がよくなります。つまり、ほぼ中性の値です。

しかし、健康な人でも忙しくて体力が落ち、ストレスがたまると体の中は酸性に傾きます。

新陳代謝が低下し、がんやアレルギー性疾患など多くの病気の原因となる活性酸素も増えやすい状態です。さらに中性脂肪や糖を分解する機能も弱まり、体の中は非常に病気を起こしやすい状態になっています。

この危機を救ってくれるのがアルカリ性のミネラルウォーターです。アルカリによって中和された体内では新陳代謝が再び高まり、中性脂肪や糖の分解が促されます。病気を予防し、健康、長寿を果たすためにはアルカリ性のミネラルウォーターは必需品であり、とにかく習慣的に飲むことが必要なのです。

ただし、飲み方には注意点があります。アルカリ性の水が体にプラスになることは間違いないのですが本来、体内は中性もしくは弱アルカリ性に保たれているのですから、**急にpH値の高い水を飲むのは避ける**べきです。

最初はpH値が8くらいの水を選び、**疲れがたまっているときに少し値の高い水を飲むこと**をおすすめします。

アルカリイオン水の場合は1日に飲む量を体重の5%以内とする上限をきちんと守るこ

とも重要です。

8 酸性の水
雑菌を防ぐ洗顔、手洗いに効果的

一方の酸性の水は飲用には適していません。ほとんど飲む機会はない、といっていいくらいなのですが、その理由は酸性に傾きがちな体をより酸性にするからです。酸性水にも抗菌作用というメリットがありますが、それでも飲用には不向きで、**風邪のひきはじめなどに弱酸性の水でうがいをすれば効果が得られる**はずです。

また、酸性の水は洗顔などにも適しています。人間の肌は弱酸性で、酸の作用によって雑菌の繁殖を防いでいますが、汗や汚れなどで肌がアルカリ性になってくると、雑菌が増殖してしまいます。それを防ぐために、**酸性の水で洗顔や手洗いをすることは効果的**なのです。

スキンコンディショナーなどの化粧品に弱酸性の成分が入っているのは、同じ理由で、美肌づくりにも効果が期待できます。

9 雪解け水
若返りに不思議パワー

水には科学ではまだ解明されていないことがいくつもあります。それでしばしば「奇跡の水」と称される水が出現するのですが、たしかに世界中から水にまつわる不思議な話が伝わっています。その中でも多いのが雪解けや氷が溶けた水に関する話題です。

たとえば、北極では氷のとけた海水でプランクトンが異常に発生したことが確認されています。また、雪解けの水が種子の発芽を早め、中には鳥のヒナの成長を早めたのも雪解け水が原因だったという報告もあります。

そこで思い出されるのが「雪少なければ干害あり」という言い伝えです。東北地方などでは、昔から「雪の多い年には干害の心配がない」と言われていますが、雪が少ないということは暖冬を意味します。したがってこの言い伝えには「暖冬の年は、夏に太平洋高気圧が発達することが多く、その結果、雨が少なく干害が起こりやすい」という〝警鐘〟が込められているのです。

しかし、これとは少し違う角度でこの言葉を理解することもできます。まず、雪が少ないと干害で凶作を招くということは、反対に雪が多ければその年は実りが多いということになります。しかも、それは雨がもたらした豊作ではなく、雪解け水そのものに農作物の収穫を増やすようなパワーが秘められていたからだ、と考えられます。昔の人は雪解け水に不思議な力のあることを知っていたのではないでしょうか。

日本には雪解け水を飲むと若返るといわれた「変若水《をちみづ》の信仰」があります。『万葉集』の中にも、月の神の「月神」（ツクヨミ）が「をち水」を持って登場していますが、古くから雪解け水に大きな力が備わっていたことに気づいていたと思われます。

この話とやや関連することですが、秋田県は米と美人の産地として有名です。ではなぜ秋田に肌のつややかな美人が多いかというと、それは雪解け水と関係している、と私はにらんでいます。炭酸ガスと酸素が溶け込んでいる雪解け水が、細胞を活性化し、肌の新陳代謝を盛んにさせたのです。

これだけ効果の高い雪解け水ですから、商品化されれば大きな注目を集めることは間違いありません。「鵜の目鷹の目」で商品化を目論んでいた会社があったかもしれませんが、この雪解け水がペットボトルに入れられ、スーパーなどの店頭に並ぶことはあり得ません。なぜなら、雪解け水の若返りパワーが発揮されるのはわずか5日間だけだからです。

「残念」と落胆してしまった人がいるかもしれませんが、大丈夫。若返りの水は自分で作ることができます。そこで、私が考案した「氷結水」の作り方を次項でご紹介しますが、作り方はいたって簡単で、しかも水道水から作れます。

10 オーダーメイドの水

その作り方の秘密

まず、**バットなどの平らな容器に水道水を入れます。それを冷蔵庫の冷凍室に入れ、半分凍らせます。**この凍らせ方が「氷結水」作りのポイントで、凍らせる部分が多すぎると失敗してしまいます。あくまでも、**上側に半分くらい氷が張ったところで取り出します。表面にできた氷を少し割り、凍っていない水を捨てます。**そして、**薄く張った透明な氷だけを慎重に取り出し、グラスに入れて溶かせば完成**です。

白く濁った氷には、塩素やトリハロメタンが含まれていますから、間違ってもグラスには**ひとかけらも入れないことが大切**です。不純物を一切含まない水は、スッキリした飲み口で、すーっとのどの奥に入っていきます。若返りの期待も大ですから、ぜひ試してみてください。

氷結水のつくり方のポイント

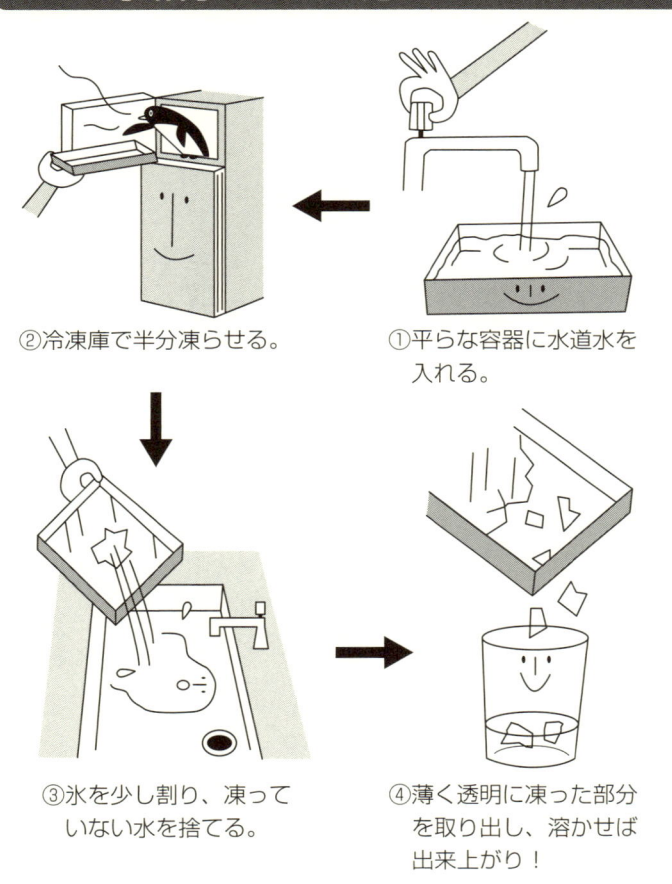

①平らな容器に水道水を入れる。

②冷凍庫で半分凍らせる。

③氷を少し割り、凍っていない水を捨てる。

④薄く透明に凍った部分を取り出し、溶かせば出来上がり！

〈注意〉

・凍らせる部分が多いと失敗する

・白く濁った氷は捨てること

若返りの水がハンドメイドで出来るのですから、手作りミネラルウォーターも作ることは可能です。パワーストーンで作るミネラルウォーターの作り方もお教えしましょう。

ミネラルウォーターは雨水や雪解け水が地層の鉱石などと溶け合うことで作られますが、この仕組みを応用すれば家で手軽にミネラルウォーターが作れます。これも作り方はいたって簡単で、**ミネラルを豊富に含む「パワーストーン」に水をしばらくつけておけば出来上がり**。パワーストーンのミネラルが体を活性化し、味もアップします。

パワーストーンにはいろいろな種類がありますが、代表的なものに麦飯石《ばくはんせき》があります。これは石英斑岩《せきえいはんがん》の一つで、カルシウムやマグネシウム、鉄分などが豊富です。野菜を浸すと長持ちすると言われ、吹き出物などの皮膚のトラブルや肩こり、腰痛などにも一定の効果があるようです。

その他、パワーストーンにはネオジウム磁石、水をアルカリ性に変える性質のある角閃《かくせん》石《せき》、別名「電気石」と呼ばれ、電気を発する鉱石として知られるトルマリンなどがあり、インターネットの通販などでもわりと手頃な値段で販売されています。

興味のある方は作ってみていただきたいのですが、一つ注意点も。

このパワーストーンを使った水は、科学的に証明されていない〝伝承〟のようなものですから、水の量や使う石の種類、つける時間もはっきりしていません。もちろん、健康被害の出る危険性はありませんが、試してみて、おいしく感じなかったら「向いていない」と判断し、無理に飲まないほうがいいと思います。水の楽しみ方のバリエーションを増やす、というぐらいの考え方で試してみるならいいかと思います。

11 放射線不安と水選び

ミネラルウォーターは安全

日本中に大きな被害と悲しみをもたらした「東日本大震災」の発生から1年以上経過しましたが、水の放射線汚染に対する危惧や関心は依然として高いままです。特に、乳幼児を抱えた親は、将来にわたって子どもの安全や健康を大きく左右する水の放射能汚染が気になると思いますが、放射線に強い水というものがあります。

それはミネラルウォーターで、数十年の歳月をかけて地層を流れ、浸透してきたミネラルウォーターは、今回の放射能汚染の影響を受けていません。今後のことを考えても、外国産のミネラルウォーターはもちろんのこと、国産のミネラルウォーターも地層のろ過機能によって、水は浄化されています。

もし、どうしても気になるようであれば、外国産のミネラルウォーターを飲むという選択肢もありますが、私はその必要はないと思っています。したがって、今飲んでいる国産のミネラルウォーターを替える考えもありません。

多くの人が指摘しているように、私たちはつねに超微量の放射線を浴びながら生活しています。航空会社の機長やキャビンアテンダントの被曝量の多いことが話題になりましたが、大気中には放射線物質であるラドンが含まれているので、地上にいる人も呼吸をすればそれは体内に入ってきます。

その他、大地や岩石にも放射線物質は含まれていますし、植物にも超微量の放射線物質が含まれています。生きている限り、放射線物質を浴び続けるわけですから、ミネラルウォーターにまであまり神経質になることはない、というのが私の考えです。

広島や長崎で原爆を受けて障害の少ない人を調べてみると、すべて「みそ汁」を何杯も飲んでいた人でした。みその中の酵母が放射能を防御していたのです。酵母の「抗酸化作用」が放射能の作用を弱めていました。

放射能が人体の細胞に作用すると、活性酸素で細胞を溶かしてしまいます。作用する放射線が多いと、隣の細胞にまで活性酸素の影響が及び、その細胞も溶けてしまいます。これを「もらい泣き現象」といいます。放射線量が極端に多いと、全身の細胞が溶けてしまうのです。

しかし、酵母など「抗酸化力の強い物質」を含む食品を摂っていると、放射能の障害を防ぐことができるというわけです。

ところで、ミネラルウォーターを飲んでも放射能の障害を抑えることができるのを知っていますか。

磁鉄鉱や石灰岩の地層を長年にわたって通過したミネラルウォーターは、「強力な抗酸化作用」を有する水になっています。釜石鉱山の地底から湧き出る水（**「仙人秘水」**）や、島根県金城町の地下３００メートルから汲み上げた水（**「島根宝の天然水」**）、四国カルストの天然水（**「ぞっこん」**）などいずれも強力な抗酸化作用を有するミネラルウォーターです。

日頃からこれらのミネラルウォーターを飲んでいれば、たとえ放射線を受けたとしても、その放射線の影響を抑えることができるというわけです。

このように、ミネラルウォーターだけ飲用に使っていれば、放射線不安は取り除けるわけですが、問題は水道水や井戸水を飲用にする場合です。

すでに数カ所で水道水の放射能汚染が起こっていますが、水道を管轄するどの自治体も健康被害のないことを強調しています。しかし、それでも水道水などへの不安をぬぐえない人は「万全を期す」意味合いで、浄水器などの使用を考えたらいいと思います。

ただし、浄水器が放射線物質を除去できるかについてはさまざまな議論があり、結論がいまだ出ていないことを念頭に入れていただきたいと思います。

12 浄水器、整水器 賢い選び方のポイント

残念なことに、日本の水道水を「おいしい！」と飲んでいる人は、ほとんどいません。前にも述べたように、日本では水源の汚染が招いた雑菌類の増加を防ぐために、水道水に大量の塩素が投入されています。その塩素が水道水をまずくしている元凶なのですが、さらに深刻なのは、塩素による健康被害です。

塩素消毒によって日本の水道水にはトリハロメタンという有害物質が含まれるようになってしまったのですが、トリハロメタンは発がん性物質として知られています。さらに肝臓、腎臓などにも悪影響を及ぼし、アトピー性皮膚炎やぜん息を悪化させることも報告さ

れていて、その健康被害は深刻化しています。

それ以外にも日本の水道水にはトリクロロエチレン、テトラクロロエチレンという発がん性の疑いのある物質が含まれていて、92年には厚生省（現・厚生労働省）がトリクロロエチレンの暫定水質基準値を設定しています。寄生虫による水道水汚染（96年に埼玉県入間郡でクリプトスポリジウムなどの寄生虫が混入し、集団下痢を発生）などもあり、安全を含めた水道水の信頼性は著しく低下している、と言わざるを得ません。

それを反映するかのように、浄水器を利用する人がかなり増加しています。

日本浄水器協会の発表によると、浄水器は71年から72年に年間販売台数が１００万台を超え、80年代初めには１３５万台を突破しました。その後も堅調に増加し、07年以降の普及率は30％を超えています。今や家庭の３軒に1軒の割合で設置されているわけですが、都心部ではさらにその使用率が高いと見られています。

浄水器には「家庭用品品質表示法」という法律が適用され、材料の種類、ろ過方法や種類、浄水力、カートリッジの交換時期などが明記されています。それを参考に選ぶのがいいと思いますが、製品の種類は非常にたくさんあります。目移りしてしまうと思いますが、**主流は塩素やトリハロメタンなどの有害物質を除去するタイプ**です。それ以上の、鉛や不純物などを除去するタイプもありますが、価格が少々高くなります。

浄水器で使う水の用途や量などが選ぶポイントになりますが、**浄水器の使用で注意したいのはフィルターの交換**です。フィルターには雑菌などが多く付着していますから、決められた交換時期を遅らすと、雑菌入りの水を飲むことになってしまいます。説明書をよく読み、使用頻度の多い場合は早めの交換も必要となります。

浄水器には「蛇口直結型」と「据え置き型」「水栓一体型」浄水器の他、水道水栓から水道水を移して浄水する「ホット・ピッチャー型」までいろいろな種類のものがあります。値段も数10円の商品から10万円前後のものまで「ピンキリ」です。一般的には値段の高いほうが浄化機能が優れていますが、そうでないものも中にはありますので、注意が必要でしょう。

私は水道水を飲みたくありませんが、どうしても水道水を飲みたい人は、値段は少々高くても高度の処理能力を有する浄水器を選ぶことが必要です。

飲料水には使わないが料理やお米を研《と》いだりするだけ水道水を使いたいという人なら、簡単で安価な「蛇口直結型」の浄水器でよいと思います。

飲用ではありませんが、塩素を除去する機能の付いた浄水シャワーは女性の人気が高く、塩素によってぱさついた髪の毛がしっとりすると評判です。

整水器は、人の手を加えることによって、健康効果を付加した水を作る機械です。こうしてできた水を「機能水」と呼んでいますが、これも非常に種類が多く、中には万病に効く、といった誇大広告まがいの商品もあります。

厚生労働省が認めている機能水は、アルカリイオン水だけで、これは水道水を浄化し、塩素やトリハロメタンなどを取り除いた後に、電気分解してアルカリイオン水や酸性水を作ります。厚労省が認めている予防効果には、慢性下痢の予防、消化不良の予防、胃腸内異常発酵の予防、制酸、胃酸過多の予防があり、これらの症状を持つ人や肝臓病、糖尿病の人は購入に値するかもしれません。ミネラルウォーターや浄水器と比べつつ、水の使用量や使用目的を考えながら、自分に合った水選びをしていただきたいと思います。

13 浄水器で浄化された水 ミネラルは残るとは言うものの……

一部の浄水器メーカーのホームページには「東京の水道水はミネラルが豊富で、この浄水器で浄化された水はミネラルがそのまま残る」と書かれています。

確かに東京の水道水にはカルシウムやマグネシウムなどのミネラルが少量ですが含まれています。逆浸透膜で浄化しますと、これらのミネラルもすべて除去されますが、水道水を中空糸膜で浄化するとこれらのミネラルは除去されず残ります。浄水器メーカーの言っていることは確かに正しいのです。

しかし、私は自然の天然水を飲んだほうが体にはよいと考え、天然の非加熱のアルカリ水をもっぱら飲んでいます。

実は、水はたんにH_2Oという物質ではないのです。水の分子量プラスαという値から予想される融点は、摂氏マイナス100度Cですが、沸点の場合も同様で、分子量から予想される値はマイナス80度Cですが、実際は100度Cです。これは水が単なる分子量プラスαの物質ではなく、それらが互いにくっつき合い、より大きな複合体を形成していると考えれば説明がつきます。

天然のミネラルウォーターはH_2Oの水分子五つが環状につながっています。煮沸したり、消毒したりすると水分子五つが鎖状につながってしまうのです。環状につながっている水分子は人間の細胞を生き生きと活性化させますが、鎖状につながった水分子ではそれがないことが明らかになっています。

確かに水道水を中空糸膜で浄化しますと、トリハロメタンのような有害物質は除去され、人間にとって大切なミネラルは残りますが、水そのものが私たちの細胞を活性化する能力を失ってしまっているのです。

本当に体によい水は、地層を何十年もかけて通過し、湧き出てきた水で、抗酸化作用を有し、アルカリ性の天然水なのです。そのことを日本人の多くが気づきはじめたのでしょうか。日本人のミネラルウォーターの消費量が年々増加しています。

日本ミネラルウォーター協会が発表している「ミネラルウォーター類の国内生産の推移」を見ると、1983年に8万9000キロリットルだった生産量が2011年は258万2632キロリットルへと増加。1人当たりの年間消費量も87年はわずか0・7リットルという少なさでしたが、2011年には20リットル台を超え、24・8リットルに達しています。

生産量も消費量もずっと「右肩上がり」で増えていますが、現状でひと月に2リットル程度の消費量にすぎません。1日に2リットルの水分摂取をすすめている私としては、少々がっかりするような数字ですが、それでも消費が伸び続けているのはうれしいことです。ちなみに、〝ミネラルウォーター消費大国〟のヨーロッパ諸国は、08年のデータで年間１人当たりの消費量は１５０リットル前後ですから、現在は２００リットルくらいに達していると思われます。

日本の〝水道水事情〟を考えると、ミネラルウォーターの消費量は今後も増加が予想されます。

ここで体に本当によい水を選んで飲むことが、なぜ私たちの健康維持に大切であるかと最後にもう一度強調したいと思います。

人間の体の60%を水が占め、毎日２・５リットルの水を出し入れしています。水は栄養物を体のすみずみまで運び、不要になった老廃物を運び出し、私たちの体温調節まで作用します。私たちは水なしでは生きられないのです。自分に合った自然の天然水を選ぶことが、その人を生き生きさせ、病気を予防し、いつまでも元気で健康に毎日を過ごせることにつながるのです。

自然の天然水を飲み続けて、いつまでも元気に生きられるような人生をぜひ送って欲しいと思います。

目的別ミネラルウォーターの選び方〈水の処方箋〉

＊老化防止と若返り	抗酸化力の強いミネラルウォーターや水素水がおすすめ。	『仙人秘水』（日本） 『島根宝の天然水』（日本）
＊慢性疲労の解消	酸性に傾いた体をアルカリ性に変える水がおすすめ。	『クリティア』（日本） 『からだをうるおうアルカリ天然水』（日本）
＊疲れを短時間でとる	血液中の老廃物を除去し新陳代謝を高める。	『超硬水マグナ１８００』（日本） 『桜島の活火山天然水』（日本）
＊脳梗塞・心筋梗塞の予防	カルシウムの多い、弱アルカリ性の水がおすすめ。	『奥伊勢天然カルシウム水・奇跡のみず』（日本） 『四国カルスト天然水・ぞっこん』（日本）
＊糖尿病の改善	酸性になりがちな体をアルカリ性に変える中硬水がおすすめ。	『浅虫温泉水・バランス』（日本） 『富士山天然水バナジウム一五〇』（日本）
＊便秘解消	超硬水の炭酸水がおすすめ。	『ハイドロキシターゼ』（フランス） 『サンペレグリノ』（イタリア）
＊ダイエット・肥満防止	カルシウムが多い超硬水がおすすめ。	『超硬水マグナ１８００』（日本） 『コントレックス』（フランス）

＊アトピー性皮膚炎と花粉症の予防	免疫力を強化する中硬水がおすすめ。	『エビアン』（フランス） 『四国カルストぞっこん』（日本）
＊冷え性の予防	血流をよくする炭酸水やアルカリ性の水がおすすめ。	『島根宝の天然水』（日本） 『ソーレ・スパークリング』（イタリア）
＊骨粗しょう症の予防	骨を丈夫にするカルシウムとケイ素を含むミネラルウォーターが効果的。	『麻蒸霊仙水』（日本） 『四国カルストぞっこん』（日本）
＊むくみの解消	老廃物を排出させるサルフェートを含む水がおすすめ。	『千石温泉日当温泉水』（日本） 『超硬水マグナ１８００』（日本）
＊更年期障害の予防	イライラや不安を解消するカルシウムの多い硬水がおすすめ。	『四国カルスト天然水・ぞっこん』（日本） 『奥伊勢天然カルシウム水・奇跡のみず』（日本）
＊熱中症と脱水症状の予防	軟水をこまめに飲むのがポイント。スポーツドリンクも効果的。	『リシリア』（日本） 『金城の華・純天然のアルカリイオン水』（日本）
＊ボケ防止	アルツハイマーの原因となる活性酸素を抑える水素水がおすすめ。	『水素還元水　ＦＵＪＩ３』（日本） 『石井水素水』（日本）

〈藤田紘一郎・おすすめの全国特選名水〉

（2012年5月現在）

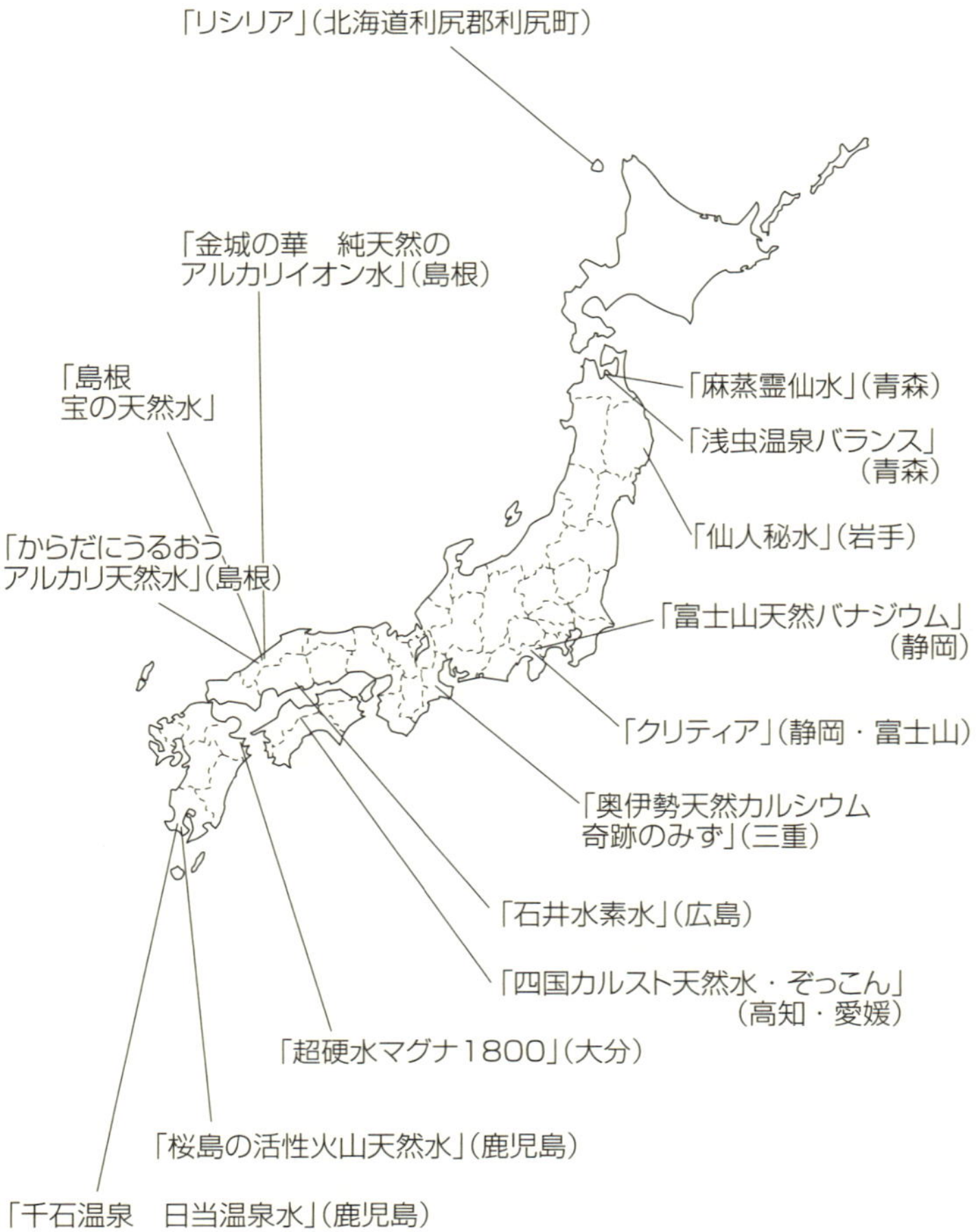

【著者紹介】

藤田紘一郎（ふじた　こういちろう）

1939年、旧満州生まれ。東京医科歯科大学医学部卒業。東京大学医学系大学院修了、医学博士。金沢医科大学教授、長崎大学教授、東京医科歯科大学大学院教授を経て、現在、同大学名誉教授。人間総合科学大学教授。感染免疫学者。NPO自然免疫健康研究会理事長。1983年に寄生虫体内のアレルゲン発見で小泉賞を受賞。2000年にヒトATLウイルス伝染経路などの研究で日本文化振興会社会文化賞および国際文化栄誉賞を受賞。著書に『腸内革命』（海竜社）『笑うカイチュウ』（講談社文庫）『アレルギーの9割は腸で治る！』（だいわ文庫）『こころの免疫学』（新潮選書）など多数ある。

決定版　正しい水の飲み方・選び方
――100歳まで元気に美しく生きる鍵

二〇一二年六月九日　初版第一刷発行

著　者＝藤《ふじ》田《た》紘一郎《こういちろう》

発行者＝下村のぶ子

発行所＝株式会社　海竜社
東京都中央区明石町十一の十五
〒一〇四―〇〇四四
電　話　(〇三)三五四二―九六七一（代表）
ＦＡＸ　(〇三)三五四一―五四八四
郵便振替口座＝〇〇一一〇―九―四四八八六
海竜社ホームページ＝http://www.kairyusha.co.jp

本文組版＝キャップス

印刷・製本所＝中央精版印刷

ISBN978-4-7593-1248-5　C0095